INSTITUT SÉROTHÉRAPIQUE DE FRANCE

GUÉRISON

PAR LES

MÉTHODES NOUVELLES ET SCIENTIFIQUES

EN MÉDECINE ET CHIRURGIE

à la portée de tous

A quoi servent les progrès incessants de la science si tous ne peuvent en profiter.

Docteur J. POULLET

Professeur Agrégé à la Faculté de Médecine de Lyon

Docteur M. DIRCKSEN

Médecin S^{re} de la Marine

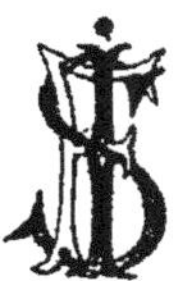

4e ÉDITION

PRIX : 1 fr. 50

EN VENTE :

A PARIS : INSTITUT SÉROTHÉRAPIQUE DE FRANCE
96, Rue de Rivoli, 96

Madame la Supérieure des Sœurs de l'INSTITUT SAINT-LOUIS
105, Grande Rue de la Guillotière, 105

MARSEILLE : INSTITUT SÉROTHÉRAPIQUE DE FRANCE
93, Rue de Rome, 93

GUÉRISON

PAR LES

MÉTHODES NOUVELLES ET SCIENTIFIQUES

EN MÉDECINE ET CHIRURGIE

à la portée de tous

A quoi servent les progrès incessants de la science si tous ne peuvent en profiter.

Docteur J. POULLET

Professeur Agrégé à la Faculté de Médecine de Lyon

Docteur M. DIRCKSEN

Médecin S^{re} de la Marine

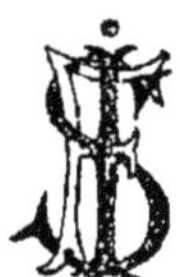

4e ÉDITION

PRIX : 1 fr. 50

EN VENTE :

A PARIS : INSTITUT SÉROTHÉRAPIQUE DE FRANCE
96, Rue de Rivoli, 96

A LYON : Madame la Supérieure des Sœurs de l'INSTITUT SAINT-LOUIS
105, Grande Rue de la Guillotière, 105

A MARSEILLE : INSTITUT SÉROTHÉRAPIQUE DE FRANCE
93, Rue de Rome, 93

TABLE DES MATIÈRES

	Pages
Préface	5
Ce qu'est l'Institut Sérothérapique de France	7
La Chirurgie	17
Guérison de la Hernie	19
La Sérothérapie	27
La Tuberculose	34
La Syphilis	43
Traitement et Guérison de la Syphilis	57
Le 606 (Salvarsan)	59
La Réaction de Wassermann	75
Différents traitements de la Syphilis	81
Maladies des Organes génito-urinaires	87
Maladies des Femmes	107

PRÉFACE

A notre époque, grâce à la diffusion de l'instruction qui permet au grand public de s'intéresser aux problèmes scientifiques, et grâce aussi au rôle toujours plus considérable de la Presse propagatrice des idées nouvelles, il est permis d'affirmer qu'aucune découverte ne se produit sans que l'opinion publique ne soit immédiatement fixée sur sa portée. Et quand elles intéressent la chimie, la chirurgie ou la médecine, ces découvertes sont à ce point analysées, vantées et critiquées au grand jour, que les personnes intéressées se rendent elles-mêmes compte de l'heureuse influence que pourrait avoir sur leur organisme atteint tel ou tel traitement jusqu'alors inconnu aux praticiens. Aussi, lorsqu'une nouvelle application scientifique a fait ses preuves voit-on une foule de malades y recourir avec une hâte fébrile.

Cette diffusion de la science serait chose merveilleuse si par malheur elle n'avait sa contre-partie.

La presse n'est-elle pas l'organe de la Renommée aux cent voix ? Le fabuliste Ésope n'a-t-il pas dit que la parole est bienfaisante ou malfaisante suivant son emploi plus ou moins judicieux? Les Journaux sont en effet ouverts à la science comme à la réclame banale, aux commerçants comme aux savants ! Tout en éclairant le public sur une découverte, la Presse l'égare dans un tel dédale de réclame que, bien souvent, il ne sait plus où s'adresser pour obtenir les légitimes garanties auxquelles il a droit.

Il résulte de cette publicité outrancière un état d'esprit regrettable.

On n'hésite pas, en effet, à traiter de charlatan l'auteur d'une annonce, fut-elle des plus saines et des plus sérieuses. Au reste, le public ne jugerait-il pas ainsi qu'un concurrent jaloux s'empresserait de le discréditer par la surenchère vraiment charlatanesque cette fois.

En matière de sciences et de médecine surtout, la tâche est particulièrement aride pour celui qui, détenteur de méthodes nouvelles, de perfectionnements sérieux, veut en faire bénéficier les malades.

A-t-il recours aux journaux ? l'épithète de charlatan lui est jetée à la face par quelque confrère routinier et envieux.

D'autre part, à défaut de publicité, ne faudrait-il pas à un praticien dix fois la vie d'un homme pour se faire connaître et apprécier du grand public attiré trop souvent par la réclame tapageuse d'établissements mercantiles et tout en façades ?

L'Institut Sérothérapique de France, créé pour mettre à la disposition de tous, les derniers progrès de la science moderne, en raison des considérations exposées ci-dessus, a hésité à utiliser la Presse pour se faire connaître. L'Institut ne pouvait d'autre part donner toutes les explications, que les malades sont en droit de réclamer, par la voie de l'annonce banale forcément incomplète, par suite incomprise.

C'est pourquoi nous prions le lecteur qui détient cette brochure de la lire jusqu'au bout sans arrière pensée. Elle a été rédigée en collaboration par les spécialistes groupés à l'Institut, dont la compétence dans les diverses branches de la médecine et de la chirurgie ne saurait être discutée.

Nombre d'entre eux, outre leur scolarité à la Faculté de Paris sont allés chercher un complément d'études à l'Etranger et en ont rapporté des procédés nouveaux de thérapeutique qui n'avaient point encore été utilisés en France.

Vous trouverez ici le fruit de leurs études. Soyez certains que la lecture de cet opuscule ne vous laissera pas indifférent car les auteurs ne l'ont écrit qu'en consultant leur science et leur conscience.

Dr DIRCKSEN

L'Institut Sérothérapique de France

CE QU'EST L'INSTITUT SÉROTHÉRAPIQUE DÈ FRANCE. — POURQUOI IL A ÉTÉ FONDÉ. — QUELLE EST SA VALEUR, SON BUT, SON ORGANISATION, SON FONCTIONNEMENT — QUELLES MÉTHODES ON Y APPLIQUE ET COMMENT ON LES APPLIQUE.

Comme toute science, la Médecine se transforme.

La médecine depuis une quinzaine d'années s'est profondément transformée par les progrès réalisés depuis cette époque dans toutes les sciences. Il n'est pour ainsi dire pas de découvertes physiques, chimiques, physiologiques ou biologiques qui n'aient trouvé des applications dans la médecine. Autrefois, le médecin était un clinicien, c'est-à-dire un médecin comme le furent Hippocrate, Galien, dans l'antiquité, Trousseau dans les temps modernes, pour ne citer que les plus éminents qui n'avaient, pour reconnaître les maladies, que les données immédiates de leurs sens et pour les guérir, que les remèdes empiriques appliqués au gré de leur bon sens. Ce médecin-là constitue l'immense majorité des praticiens, la presque totalité même, et confirme longtemps encore le type du médecin. Mais actuellement, avec les découvertes scientifiques et la transformation de la médecine, le médecin ne doit plus être seulement un clinicien s'il veut profiter et faire profiter le malade des progrès immenses de la science; il doit être non plus seulement l'homme de l'art, mais, de plus, un homme de science.

Mais à cette nouvelle instruction du médecin, à cette nouvelle forme de la médecine, doivent correspondre des moyens nouveaux ; à cette évolution de la médecine doit correspondre une évolution de sa compréhension, de son organisation, de même, par exemple, qu'à l'évolution des moyens de transports doivent correspondre de nouvelles voies de communication.

C'est à cette évolution de la médecine moderne qu'a voulu correspondre l'**Institut Sérothérapique de France**.

Quels sont donc les désidérata de la science moderne et comment l'**Institut Sérothérapique de France** y a-t-il répondu ?

Il faut des Laboratoires. Le premier de tous ces désidérata, c'est la nécessité d'un laboratoire.

D'où sont sorties toutes les découvertes actuelles ? Prenons les plus célèbres, les plus populaires, au hasard. Où s'est faite la découverte fondamentale, capitale, des temps modernes, la découverte des microbes et de leur rôle dans la production des maladies ? Dans les laboratoires d'un chimiste, Louis Pasteur. Où la découverte du vaccin de la maladie, terreur des mères de famille, la découverte du sérum contre le croup ? dans le laboratoire des deux biologistes Behring et Roux. Où la découverte du microbe de la tuberculose ? dans le laboratoire de Robert Koch. Où la découverte du merveilleux spécifique de l'Avarie ? dans le laboratoire d'un médecin chimiste, le Dr Erlich.

N'insistons pas.

Exemples frappants. Mais dans la pratique journalière de la médecine elle-même, voyons l'importance du laboratoire :

Voici un malade atteint de bronchite grippale, bronchite bénigne qui guérira par le repos et les révulsifs, pense le médecin praticien. Mais, contre toute attente, le malade traîne, rechute, tousse, si bien qu'un jour on constate des signes de tuberculose pulmonaire confirmée. La bronchite diagnostiquée grippale était une bronchite tuberculeuse.

Qu'a-t-il manqué au malade pour guérir ? Qu'on ait fait tout de suite l'examen bactériologique de ses crachats, leur

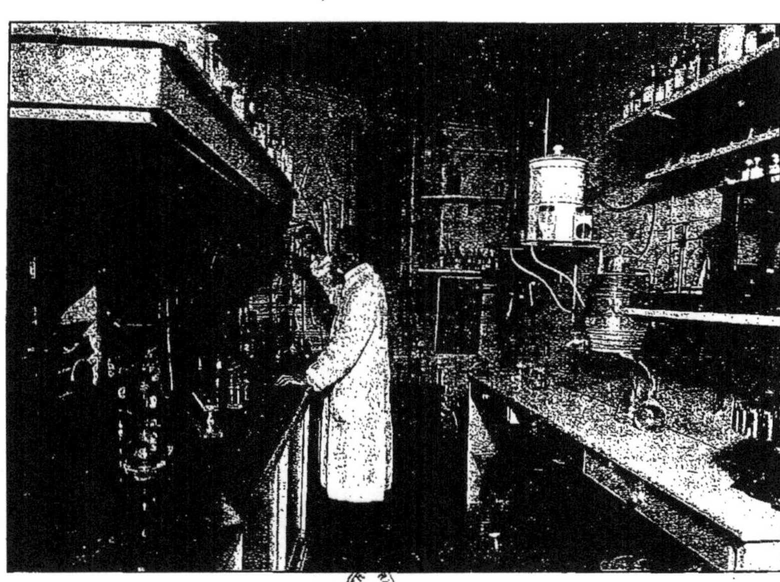

LABORATOIRE 1

INSTITUT SÉROTHÉRAPIQUE DE FRANCE

96, Rue de Rivoli, Paris

inoculation au cobaye. Le médecin moderne muni d'un laboratoire l'eut fait. Le praticien ne le pouvait pas.

Voici un autre malade qui souffre de l'estomac. Pas de vomissements de sang. Le médecin consulté a prescrit le sel de Vichy, des cachets et un régime. Mais le malade continue à s'affaiblir, à maigrir, à pâlir, puis un jour, il succombe à une hémorragie stomacale foudroyante. Il avait un ulcère de l'estomac. La réaction de Weber qui décèle dans le liquide stomacal ou dans les matières fécales le sang qui n'apparaît pas à l'œil nu aurait permis de reconnaître la lésion. Un praticien ne pouvait faire cette réaction : un médecin doublé d'un chimiste l'eut faite.

Ce n'est pas tout : d'où venait cet ulcère ? Une réaction de Wassermann positive aurait permis d'affirmer son origine syphilitique, et un traitement approprié eut tout guéri, cause et effet. Mais la réaction de Wassermann est difficile, délicate et exige des connaissances spéciales et une technique impeccable. Un praticien ordinaire ne pouvait faire cette réaction : un médecin aidé d'un chimiste l'eut faite. Autre exemple : voici un malade qui a eu, il y a six ans, une blennhoragie. Il s'est soigné plus ou moins, les douleurs ont cessé, mais l'écoulement persiste avec une tenacité désespérante. Pour faire disparaitre ce reliquat de maladie, il a, en vain, essayé tous les traitements : dilatation de l'urèthre, massages, grands lavages, instillations, absorption de drogues variées depuis le santal jusqu'au kawa-kawa, électrolyse même, et la goutte persiste toujours. Le malade s'inquiète, s'irrite, s'exaspère et parfois tombe dans la plus sombre neurasthénie. Que serait-il arrivé, au contraire, si, mieux renseigné, notre malade était allé consulter un médecin pourvu de toutes les ressources instrumentales précises et délicates de l'urologie moderne? Grâce au merveilleux instrument qu'est l'uréthroscope, lequel permet de voir directement les lésions, et non de les supposer ou de les deviner; et fait d'une science médicale à l'aveuglette une science précise, ce médecin eut diagnostiqué le siège et la nature de la minime ulcération cachée dans un recoin de la muqueuse, et, grâce à un fil galvanocaustique porté sur cette ulcération et, rien que là, eut coupé court à tous les maux de son malade.

Voici un malade qui souffre de la vessie, qui a de fréquentes envies d'uriner, parfois des hématuries ; c'est une cystite.

Que fera le praticien qu'il va consulter ? Il fera un lavage de la vessie, donnera des antiseptiques et un régime... Et la cystite continue d'évoluer. Pourquoi? Parce que l'urine antiseptisée par l'urotropine ou le santal ou les lavages au permanganate ou à l'eau boriquée n'atteint que les microbes superficiels, ces moyens n'agissent guère qu'en superficie, il n'atteignent guère les microbes enfouis dans les profondeurs de la muqueuse. Pour les détruire, il faut une action qui agisse dans la profondeur telle que seule peut donner l'ionisation électrique pratiquée à l'Institut Sèrothérapiqne de France.

On pourrait ainsi passer en revue toute la médecine et montrer pour chacune des maladies l'avantage du médecin muni des ressources du laboratoire. Mais est-il besoin de montrer à l'appui de cette vérité l'opinion des maîtres de la médecine?

Pasteur l'avait prévu. Faut-il rappeler l'histoire de Pasteur annonçant, grâce à l'examen microbiologique, l'existence des streptocoques chez les accouchées affectées de fièvre puerpérale, et cela au grand étonnement de tout le monde médical de l'époque. Faut-il rappeler que dernièrement encore, le grand Professeur qu'est le Docteur Dieulafoy proclamait dans un cours inaugural la faillite de la clinique, privée des ressources du laboratoire. Il nous semble que ce serait peine perdue et que la question est jugée.

Les laboratoires de l'Institut Sérothérapique de France. L'Institut Sèrothérapique de France, bien pénétré de la nécessité primordiale des laboratoires pour la médecine savante, en a aménagé plusieurs. L'un, réservé aux recherches physiques et chimiques est particulièrement affecté aux analyses d'urines, dosages des éléments anormaux dans les humeurs, examens cystologique, histologique et bactériologique. Il comprend plu-

sieurs microscopes, à puissants grossissements, des centri-
fugeuses à grande vitesse, etc.

Un autre est spécialement aménagé pour les études expé-
rimentales telles que les inoculations aux animaux faites dans
un but de recherches scientifiques et de diagnostic. Plusieurs
salles d'opérations sont enfin annexées aux cabinets de consultations pour les examens physiques des malades, tels que:
urethroscopie, laryngoscopie, l'exploration vesicale
combinée avec les moyens d'investigation les plus perfectionnés.

Enfin ces laboratoires sont placés sous la direction d'un
chef de laboratoire particulièrement compétent en ces matières
et ancien interne des hôpitaux de Paris.

**Il faut
des Spécialistes.** Mais la science médicale est devenue trop
vaste pour un seul cerveau : la nécessité des
spécialisations s'impose à mesure que la science
progresse. Du temps de Pythagore ou d'Aristote, un même génie pouvait embrasser l'universalité des
connaissances humaines parce que les sciences étaient alors
indifférenciées ; ou plutôt les sciences n'existaient pas encore
à l'état autonome. C'est ainsi qu'Aristote discourait aussi bien
de l'immortalité de l'âme que de la forme de la terre ou de
celle des atomes. La différenciation est venue ensuite, successivement de plus en plus complète de telle sorte que maintenant le bloc des connaissances humaines a dû s'émietter
entre mille intelligences. On peut lire dans la correspondance de Berthelot et Renan que tous deux avaient fait le
projet de faire le tour des connaissances humaines. Folle
entreprise ! Berthelot, cet esprit si fécond pourtant dans
de si nombreux domaines, dut y renoncer. La différenciation est devenue si complète de nos jours que les sciences du
XIXe siècle s'émiettent d'elles-mêmes en parties qui ont
toutes leur spécialité.

C'est ainsi que certains passent leur vie à étudier les composés oxygénés de l'azote en chimie et, parmi ces composés
un seulement.

La **spécialisation** est donc une nécessité de premier ordre. Aussi l'**Institut S. D. F.** ne compte-t-il que des spécialistes. Or, ces spécialistes ont été réunis par le Directeur parmi les plus éminents dans les études qui leurs sont particulières. Plusieurs sont les auteurs de travaux remarqués dans le monde scientifique.

La science n'a pas de Patrie.
Mais avec la facilité des communications, la science est devenue un bien international et les progrès réalisés dans un pays doivent être connus partout ailleurs.

Aussi le Directeur de l'**Institut S. D. F.** a cru bon de mettre au service de ses spécialistes des crédits suffisants pour aller étudier sur place, soit dans les Facultés de France ou de l'Etranger les nouveautés scientifiques.

C'est ainsi que le spécialiste s'occupant du cancer est allé à Vienne étudier le traitement par la fulguration, et auprès du docteur Doyen la méthode de thermocoagulation, etc... que notre spécialiste électrothérapeute s'est largement inspiré des méthodes du professeur Leduc de Nantes, etc... que notre spécialiste des voies urinaires a fait une étude particulièrement approfondie des différentes méthodes d'électrolyse, etc... que notre syphiligraphe est allé étudier sur place la méthode du Professeur Erlich et est encore actuellement en cordiales relations avec lui.

Nous faisons ici bien remarquer que nos médecins spécialistes, bien qu'ayant une connaissance très détaillée des sciences à l'Etranger, sont tous Français, Docteurs de la Faculté de Paris.

Munis de cette science ; comment l'appliquer ?

En possession de ces garanties scientifiques, comment allons-nous mettre en œuvre nos connaissances, comment allons-nous en faire l'application pratique, comment le malade va-t-il bénéficier des ressources scientifiques de notre Institut ?

Examen minutieux de tous les organes.
Voici : arrivé dans le cabinet du médecin, le malade est d'abord examiné, au point de vue clinique ; c'est-à-dire qu'il est interrogé sur son âge, les maladies dont il a pu être affecté précédemment, l'époque à laquelle remonte sa

INSTITUT SÉROTHÉRAPIQUE DE FRANCE

96, Rue de Rivoli, Paris

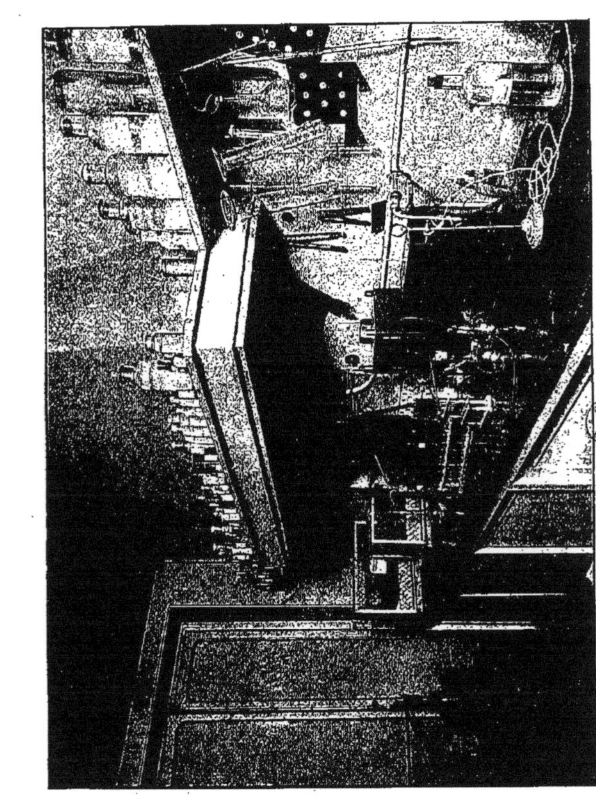

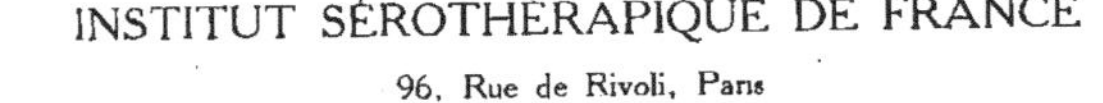

LABORATOIRE 2

maladie actuelle, les symptômes douloureux et autres dont
il se plaint. Muni de ces renseignements, le médecin est
sur la voie du diagnostic. La plupart des médecins
s'arrêtent là. Mais à l'INSTITUT S. D. F. ainsi que nous
l'avons précédemment expliqué, ceci n'est qu'un préliminaire.
Vient ensuite l'examen objectif, l'examen physique. C'est
ici que s'affirme surtout notre supériorité. Examen est fait de
tous les appareils de la digestion, de la respiration, de la circulation, d'innervation, etc. Chacun d'eux est l'objet d'une investigation attentive. En particulier, l'analyse des urines est toujours faite. L'un de nous a fait à ce sujet des études extrêmement intéressantes et dont les résultats sont particulièrement
instructifs.

Grâce à cette méthode, de nombreuses erreurs de diagnostic
sont évitées. Combien en clientèle de ces douleurs étiquetées
rhumatisme banal par un médecin après examen rapide et
superficiel sont en réalité les premiers symptômes d'une ataxie
locomotrice au début. L'exploration méthodique du système
nerveux eut permis au praticien d'affirmer l'existence de cette
affection grave.

Ailleurs, ce sera l'examen des fosses nasales qui mettra
sur la piste du traitement de crises d'asthme! N'a-t-on pas
dernièrement montré la corrélation bizarre qui existe parfois
entre l'irritation anormale des cornets du nez et les crises
d'asthme? Une simple cautérisation d'un point localisé de ces
cornets, coupe court à ces accès d'asthme datant de l'enfance!
Ailleurs encore, c'est l'examen du fond de l'œil à l'ophtal-
moscope qui, eu révélant un léger œdème du nerf optique,
mettra sur la voie d'une maladie de rein dont le malade ne se
plaint pas ou qu'il ignore. Enfin, bien rares sont les maladies
exclusivement locales et qui ne donnent pas lieu à des manifestations générales. On voit donc l'intérêt de l'examen
méthodique de tous les organes, même de ceux qui parais-
sent les plus sains et dont le malade ne se plaint pas, examen
que bien des médecins négligent ou n'ont pas le temps de
faire.

Enfin l'organe sera soumis à une investigation encore plus détaillée. Une sécrétion uréthrale sera examinée au microscope ; un estomac douloureux sera examiné aux rayons X, une vessie enflammée inspectée à la lumière électrique. etc...

De même qu'un commerçant fait périodiquement l'inventaire de ce qu'il possède, de même le sujet, dont nous venons d'examiner tous les organes, peut dire qu'on vient de faire l'inventaire de ses ressources vitales.

Le diagnostic sera certain. Finalement, le malade sera instruit de son état de santé actuel : c'est le diagnostic ; de la marche que suivra sa maladie : c'est le pronostic, enfin le traitement sera formulé.

Le traitement : c'est là le but de la médecine qui n'a pas de meilleure définition que « l'art de guérir » (Ars curandi).

Aussi est-ce sur ce point que tout l'effort des spécialistes de l'**Institut Sérothérapique de France** a surtout porté. Mais il serait trop long de donner même un simple aperçu des nouvelles méthodes si puissantes de traitement dans ce court préambule. Nous prions le lecteur de se rapporter aux monographies ci-dessous, rédigées chacune par le spécialiste qu'elles intéressent.

Une innovation. Mais nous voulons signaler ici une importante et précieuse innovation : nous ne demandons jamais le nom de nos malades ; l'observation, c'est-à-dire le résultat de l'examen de chaque malade par le spécialiste est consigné sur une fiche affectée d'un numéro particulier.

Quels sont les avantages de cette manière de procéder ?

Les suivants :

1° Cette fiche accompagne le malade dans les laboratoires où il a besoin d'être examiné, le médecin est immédiatement renseigné sur l'examen qu'il doit pratiquer.

Ceci est nécessaire, vu le nombre énorme de maladies qui passent à l'**Institut**.

2° Qu'un malade après nous avoir consulté une fois **vienne** nous voir à nouveau ; sans renseignements écrits sur son compte, nous ne pourrions nous souvenir, vu le grand nombre de malades que nous traitons, des détails de son observation ; il faudrait la refaire et ce serait un labeur énorme. Au contraire, il nous donne son numéro. Immédiatement nos archives nous fournissent son histoire. D'où économie de temps. Mais il y a surtout à cette méthode un immense avantage : par cela nous sommes de véritables médecins de famille. Comment cela ? C'est bien simple. C'est une vérité banale de dire que le médecin de famille, celui qui nous a vu naître ou qui nous connait depuis 10 ans, 20 ans, 30 ans, est plus apte à ne se tromper sur la maladie qui nous mène un jour à lui, et à nous mieux soigner puisqu'il connaît notre tempérament, notre hérédité, nos façons de réagir, notre genre de vie... Tout cela, c'est vrai, d'une vérité incontestable ! Eh bien, tout cela, toutes ces connaissances, nous les acquérons en prenant notre observation, nous les acquérons plus complètement même, puisque nous passons en revue toutes les fonctions du corps. De la sorte, si le malade qui nous a consulté une fois, nous revient pour quelque nouvelle maladie, il est assuré de trouver auprès de nous une connaissance de son état, une sûreté de diagnostic et une efficacité de traitement qu'il ne trouverait nulle part ailleurs.

Consultations par correspondance

Bien mieux, il peut nous écrire, du pays où il se trouve pour nous consulter, il joint son numéro à sa lettre et, par retour du courrier, il reçoit les indications demandées. C'est ainsi que nous avons reçu une grande clientèle anglaise et américaine. On sait que pour nos voisins d'outre-Manche le passage de l'« English Channel » et le voyage de Londres à Paris est bien peu de chose, souvent même l'emploi d'un « Weehend » nous avons dû nécessairement augmenter notre personnel d'un second secrétaire-dactylographe parlant anglais uniquement pour notre clientèle de langue anglaise.

Ceci nous amène à parler de notre système de consultation par correspondance. Ce système employé déjà par certains médecins était jusqu'à présent un système rudimentaire peu capable de donner de sérieux résultats. Grâce à une combinaison de questionnaire extrêmement bien arrangé, grâce aussi à l'analyse des urines qui nous sont envoyées, nous sommes à même de fournir les consultations comportant toutes les garanties et de science et de conscience. Il suffit d'adresser la demande de consultation en expliquant le mieux possible les symptômes de la maladie, sans craindre les longueurs, et de joindre un timbre de 10 centimes pour la réponse. Elle est donnée par retour du courrier accompagnée si besoin d'un questionnaire qui nous est retourné rempli, pour plus amples informations.

Comme nous l'avons dit précédemment, les malades doivent nous envoyer par la poste un flacon d'urine de 250 gram.

Discrétion absolue. Les personnes qui ne veulent pas se faire connaître peuvent donner un nom ou des initiales poste restante.

Enfin aucun signe extérieur n'est marqué sur les enveloppes, la discrétion est complète.

L'INSTITUT S. D. F. était autrefois dans un quartier excentrique de Paris où nos spécialistes pouvaient en silence se livrer à leurs recherches. Mais sur l'instance du plus grand nombre de nos clients, l'I. S. D. F. a été récemment transféré 96, rue de Rivoli, dans cette rue où la renommée est mondiale à l'endroit le plus passager de Paris (800.000 personnes y passent par jour). De telle sorte que les personnes qui tiennent à ne pas être remarquées, sont certaines de ne pas l'être, en face de la Tour Saint-Jacques, à proximité du Châtelet, au point de croisement de plus de 20 lignes de tramways et d'omnibus, entre deux stations de métropolitain (Châtelet, Hôtel-de-Ville).

Nous ne parlons pas de l'installation matérielle de l'I. S. D. F. de ses salons d'attente séparés, de ses cabinets de consultations où tout est aménagé pour offrir le maximum de confort et de discrétion.

Ce sont considérations à ne pas entrer en parallèle avec les autres avantages de l'*Institut Sérothérapique de France*.

INSTITUT SÉROTHÉRAPIQUE DE FRANCE

96, Rue de Rivoli, Paris

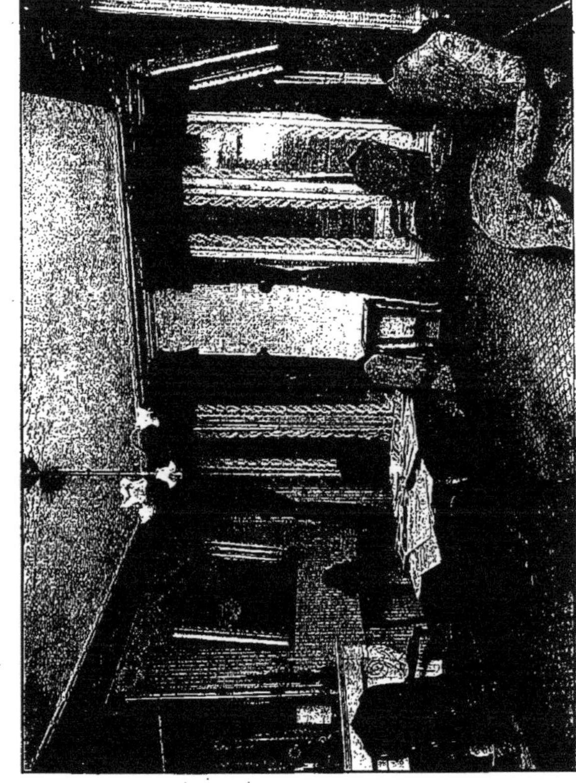

UN DES SALONS D'ATTENTE

La Chirurgie

Les résultats vraiment merveilleux que la chirurgie donne aujourd'hui, nous ont engagés à ne pas nous désintéresser de cette branche de l'art de guérir.

Qu'on nous permette d'esquisser ici un parallèle entre l'organisation défectueuse de l'enseignement dans nos Facultés de médecine et ce qui se passe dans les Universités des pays qu nous entourent.

Ce qui se passe à l'Étranger. En Autriche, en Allemagne, en Italie, un professeur se distingue par des travaux et des découvertes dans l'Université d'une petite ville ; son mérite le fait appeler à enseigner dans des Universités de plus en plus importantes et il arrive à occuper une chaire à Vienne, Berlin ou Rome.

Mais la routine administrative en France, n a jamais voulu accepter d'établir, dans nos Facultés de médecine, ce roulement dû uniquement au mérite.

Un professeur entre comme professeur agrégé dans une Faculté de province ; il devra, quelle que soit l'importance de ses travaux, y faire toute sa carrière ; il ne lui est pas donné l'espoir de jamais enseigner dans une chaire à Paris. Exemple : Le Professeur Ollier, malgré ses admirables découvertes sur la chirurgie osseuse, a dû faire toute sa carrière à Lyon où il avait commencé.

Il est facile de tirer la conclusion suivante : Les chirurgiens de Paris sont tous des hommes de valeur, mais il existe dans d'autres Facultés des chirurgiens parfois plus capables pour des maux qu'ils ont plus spécialement étudiés.

Or, grâce à nos relations étendues, nous connaissons, nous, tous les chirurgiens qui se sont véritablement spécialisés dans les divers traitements, soit à Paris, soit dans nos six Facultés de Province.

Nos relations avec ces spécialistes nous permettent même d'obtenir des adoucissements de la note des honoraires pour les malades que nous leur adressons.

L'Institut Sérothérapique de France met cet avantage à la disposition de tous ceux qui s'adresseront à nous pour un traitement chirurgical.

Guérison de la Hernie

Pour la définition de la hernie, l'explication de son mécanisme, nous renvoyons le lecteur à l'article qui va suivre
dû au Docteur Poullet, Professeur agrégé à la Faculté de
Médecine de Lyon.

Nous croyons même inutile de montrer quelle infirmité est
une hernie. Il serait plus utile de nous étendre sur le danger
que court un hernieux par suite de l'étranglement possible
de sa hernie mais nous ne voulons pas abuser de nos lecteurs.

**Le bandage
est impuissant.**
Jusqu'ici la crainte d'une opération qui était
parfois dangereuse faisait que le hernieux se
contentait de porter un bandage. Or, le meilleur bandage n'est point un remède.

Chaque fabricant vante son modèle qui est décrié par un
autre ; la multiplicité des systèmes avec ressorts ou sans ressorts
montre bien que le meilleur bandage est impuissant à contenir
réellement une hernie, à plus forte raison à la guérir.

**L'ancienne cure
radicale.**
Devenu impotent ou bien las de souffrir, le
hernieux se décidait cependant quelquefois à
une opération. Malheureusement s'il était âgé,
s'il toussait, si sa hernie était trop volumineuse,
le chirurgien se refusait à l'opérer. C'est qu'en effet les difficultés de l'opération étaient sérieuses et les résultats incertains.

Bien conduite l'opération était souvent compromise par le
manque de vigueur physique du sujet âgé dont les chairs ne se

ressoudaient pas, par la toux qui rompait brusquement la faible barrière créée par le chirurgien.

De là le discrédit jeté sur l'ancienne cure radicale qui offrait encore de réels dangers, c'était une opérarion assez grave.

La nouvelle méthode.

Le Professeur Poullet a consacré sa vie à des recherches qui furent couronnées de succès. Il s'était dit que si les sutures pratiquées par le chirurgien dans les méthodes ordinaires ne résistaient point aux poussées des viscères, il suffirait pour éviter tout inconvénient, de fermer l'orifice herniaire, non plus avec des fils d'origine animale ou végétale plus ou moins résistants (parce que morts), mais plutôt par une lanière restant vivante et inextensible : le tendon.

L'éminent chirurgien parvint à perfectionner sa méthode au point qu'elle est désormais un véritable chef-d'œuvre dans l'art de la chirurgie.

Avantages de la méthode nouvelle.

Nous avons donc désormais à notre disposition une méthode qui est *sans danger* parce qu'elle n'exige pas l'ouverture du péritoine ; une méthode *radicale*, car les récidives sont impossibles même *chez les vieillards et ceux qui toussent,* une méthode *qui n'oblige pas le malade à garder le lit* et lui permet de regagner la plupart du temps son domicile.

L'*Institut Sérothérapique de France* ne recule devant aucun sacrifice pour faire profiter ses clients des méthodes curatives qui ont fait preuve d'une incontestable supériorité.

Ainsi, il vient de s'assurer la collaboration du Docteur Poullet, Professeur agrégé à la Faculté de Médecine de Lyon, qui viendra périodiquement à Paris guérir les hernieux qui s'adresseront à nous.

Le Docteur Poullet va donner dans les lignes qui suivent une idée de sa méthode.

GUÉRISON ABSOLUE DE LA HERNIE

Notions d'anatomie. Les parois abdominales sont formées par des plans musculaires superposés avec au-dessous d'eux une couche mince mais très résistante de tissus fibreux inextensible. Au voisinage des os du bassin les muscles manquent, ils se sont étalés en tissus fibreux, qui forment des membranes résistantes, s'insérant largement sur les os du bassin ; ce sont pour ainsi dire les tendons très élargis des muscles. Ils constituent la partie résistante et inextensible de la paroi abdominale connue sous le nom d'aponévroses. Elles sont en plans superposés. Dans certains endroits elles entrecroisent leurs fibres en un plan unique et solidement feutré.

Cette couche fibreuse aponévrotique doit exister partout. *sans aucune discontinuité.* Là où un organe doit sortir de la cavité abdominale, tel le cordon testiculaire, il doit glisser obliquement entre deux lames de ce tissu aponévrotique de façon que la lame profonde vienne obturer l'orifice externe du canal inguinal.

Formation de la Hernie. Si cette lame profonde n'obture qu'incomplètement l'espace triangulaire que forme l'orifice extérieur, la hernie se formera insensiblement, plus ou moins rapidement, quelquefois de suite après la naissance (hernies congénitales), plus souvent avec lenteur en 15, 20, 30 années ; mais c'est toujours le même fait produit par les efforts inévitables de la toux, de la défécation ou des occupations.

Il ne se produit aucune déchirure des tissus, les fibres sont insensiblement écartées par la pointe d'intestin ou épiploon qui s'insinue dans le petit orifice et l'agrandit à la façon d'un coin s'engageant de plus en plus.

Ce coin est lui-même coiffé du péritoine progressivement

distendu comme un doigt de gant : c'est le sac contenant la hernie.

Les hernies grossissent toutes insensiblement ; pendant tout le cours de la vie et cela malgré le meilleur bandage. Il peut toujours survenir des complications mortelles. Les étranglements, qu'on opère d'urgence, viennent souvent après plusieurs années de port de bandages les meilleurs.

Anciennes opérations. Depuis trente ans on guérit les hernies par l'opération appelée *cure radicale*.

Pourquoi tous les hernieux ne se font-ils opérer ; pourquoi en très grande majorité continuent-ils de se harnacher de ceintures, avec ou sans ressort d'acier qui, souvent, froissent l'intestin mal rentré et préparent l'étranglement ?

D'abord les chirurgiens eux-mêmes refusent l'opération aux personnes qui toussent ou qui ont plus de soixante ans. Quant aux hernieux eux-mêmes un grand nombre ne demande pas l'opération, la considérant comme grave ; à tort ou à raison, on n'aime pas à se faire ouvrir le ventre.

La Hernie est une tare. Cependant, la hernie n'est pas seulement une infirmité physique, elle crée souvent une véritable tare intellectuelle ; les sujets sont moralement atteints, leur mentalité est souvent assez profondément modifiée. Refusés au service militaire et dans de nombreuses administrations, ils sont moins aptes au travail et aux plaisirs, ils se sentent des êtres diminués. Beaucoup cachent avec soin leur infirmité ; l'un de mes opérés était allé jusqu'à s'enquérir d'une femme affectée de hernie pour l'épouser, tant il était confus de celle qu'il portait lui-même.

C'est donc faire œuvre utile de vulgariser une nouvelle opération qui donne sûrement, sans aucun danger, la guérison de cette fréquente, pénible et parfois dangereuse infirmité.

Voici l'origine de ma méthode :

Origine de la nouvelle méthode.

En expérimentant sur des chiens de grande taille, j'ai mis en évidence une propriété des tendons qui n'avait pas encore été remarquée :

Un tendon, quelle que soit sa longueur, peut être arraché de son insertion musculaire sans perdre sa vitalité, s'il reste lié à l'organisme par son insertion ostéo-périostique. Ce tendon, ainsi rendu mobilisable, peùt être dévié, passé à travers des muscles, passé dans des cavités splanchniques et utilisé dans un but thérapeutique.

Ces tendons se greffent dans leur nouvelle situation et continuent à vivre en conservant la qualité propre au tissu fibreux : l'*inextensibilité*. On peut donc faire avec ces tissus inextensibles des autoplasties profondes, soit pour obturer des orifices que la nature a mal fermés (hernies), soit pour relever des organes déplacés (rein, utérus).

L'orifice herniaire, quel que grand soit-il, n'est fait que par l'écartement des fibres aponévrotiques, sans aucune rupture ; j'eus l'idée de détacher une partie du tendon du muscle adducteur superficiel de la cuisse et de le conduire dans l'orifice herniaire. En utilisant les parties aponévrotiques qui avaient été écartées et qu'on ramène jusqu'à une position meilleure, en soulevant une partie du périoste de l'os pubis on rétrécit l'orifice. Le tendon est passé dans ces divers éléments de manière à faire avec eux une intrication qui obture d'une façon très satisfaisante le malencontreux passage.

Résultats

Il y a vingt-ans que j'ai commencé ces opérations ; en 1894, j'ai communiqué au Congrès de chirurgie tenu à Rome, le résultat de mes 42 premières opérations.

En 1895, les détails de la technique que j'emploie ont été décrits en détail (1). Depuis cette époque des perfectionne-

---

(1) Utilisation chirurgicale des tendons pour guérir les hernies inguinales et crurales. Nouvelle opération pour fixer le rein mobile, 3 observations.
9ᵐᵉ Congrès de chirurgie, Paris 1895.

ments m'ont permis d'employer mon traitement à tous les âges de la vie, depuis le nouveau né jusqu'à l'âge le plus avancé.

Un exemple. Un malade du Docteur Aubert, à Loriol ; cet homme, âgé de 84 ans, avait un catarrhe pulmonaire très prononcé et une hernie difficile à réduire qui faisait le supplice de la famille entière et du médecin appelé toutes les nuits. Je l'opérai et il vécut encore quatre ans débarrassé de sa hernie. Là, j'avoue bien que je n'ai opéré que grâce aux supplications de tout l'entourage

D'autres fois, ce fut le contraire. J'opérai un malade de Châlons-sur-Marne qui voulait absolument se débarrasser d'une hernie douloureuse ; il marchait difficilement ayant encore de l'hémiplégie consécutive à une apoplexie remontant à quelques mois ; sa famille et plusieurs médecins l'ayant soigné, m'écrivaient, me suppliant de ne pas l'opérer. J'ai obtenu chez lui le plus grand succès, je répète que cette grosse hernie lui rendait la vie à charge.

Parmi les cardiaques et les catarrheux âgés que j'ai opérés, plusieurs ont vu leur état général s'améliorer lorsqu'ils n'ont plus été tourmentés par l'issue de leur hernie et les manœuvres souvent pénibles de réduction.

J'ai été vivement et souvent frappé de ce fait : les personnes qui toussent et à qui on refusait jusqu'ici toute opération de cure radicale, sont précisément les gens qui souffrent le plus des hernies et qui bénéficient le plus de la guérison que ma méthode leur a procurée.

Ainsi, un médecin des Ardennes vint à Lyon me prier de le guérir de deux hernies le gênant surtout parce qu'il a une toux spasmodique habituelle assez fréquente. Je l'opérai il y a quatre ans et demi ; il a aujourd'hui 67 ans, il m'écrit que ses hernies n'ont pas reparu, et ce qui l'étonne, depuis leur guérison il a vu, malgré son âge, augmenter considérablement sa vigueur et son aptitude au travail physique et intellectuel.

Le volume de la hernie, la grandeur de l'orifice herniaire importent peu pour le succès de l'opération ; ainsi un voiturier de la Chartreuse de Porte (Ain), âgé de 45 ans, était affecté d'une hernie inguinale du volume d'une tête d'enfant ; l'orifice admettait la pénétration de 4 doigts ; opéré en décembre 1900, il exerce depuis son métier sans porter bandage.

Plusieurs grands industriels de la région Lyonnaise m'ont fait opérer tous les ouvriers de leur usine ; je puis citer M. Guimet (usine de bleu à Neuville), le fondateur du musée Guimet, à Paris. M. Grammont (usine de Cables transatlantiques, à Pont-de-Chéruy (Isère).

Je termine en insistant sur l'innocuité de cette intervention ; l'opération, n'ouvrant pas la cavité péritonéale, reste strictement limitée à une incision de la peau et suture de la paroi. Ce n'est pas la grande opération où on incise largement les aponévroses de la paroi abdominale, où on ouvre la cavité péritonéale pour faire l'ablation du sac herniaire le plus haut possible et détruire l'infundibulum péritonéal, qui serait une amorce pour la récidive. Les suites de cette opération exigent le séjour rigoureux au lit jusqu'à la guérison des sutures aponévrotiques.

Mon traitement, au contraire, n'intéresse en rien la cavité péritonéale que je n'ouvre pas ; il est inutile de faire l'ablation du sac herniaire ; on n'incise pas les aponévroses ; tout se borne à une incision cutanée et à une obturation de l'orifice par un fragment de tendon emprunté à un muscle de la région.

Ce traitement ne nécessite pas absolument de garder le lit.

Plusieurs de mes opérés n'ont pas séjourné à ma clinique, on les reconduit chez eux où ils montent leurs étages sans compromettre en rien le bon résultat de ce traitement.

Enfin, je ne conseille jamais le port d'un bandage après

mon opération, parce qu'elle donne une guérison certaine et définitive de la hernie, cette pénible et souvent dangereuse infirmité.

Cicatrices invisibles. Un autre avantage de ma méthode, c'est qu'elle ne laisse pas de cicatrice apparente ; ma petite incision ne dépassant pas la région des poils, la ligne cicatricielle qu'elle laisse n'est nullement visible ; ainsi des conscrits, que j'avais opérés, n'ont pas été crus pour le chirurgien les visitant au conseil de révision. Ils n'avaient en effet ni hernie ni cicatrice apparente. C'est, je crois, un bel éloge de mon traitement.

Enfin, je terminerai en disant que les personnes qui craignent d'être endormies par la petite opération seront satisfaites ; je les opère avec la simple anesthésie locale, avec la cocaïne ou stovaïne.

La Sérothérapie

GUÉRISON PAR LES SÉRUMS

Quelques notions sur les microbes
La plupart des maladies ont pour cause les microbes. C'est la notion fondamentale de la médecine moderne établie par Pasteur.

Personne n'ignore plus que ces infiniment petits sont nos plus formidables ennemis. Les poisons qu'ils fabriquent dans l'intimité de nos organes sont plus violents que ceux que l'on peut tirer du monde végétal ou minéral.

Poisons Foudroyants.
C'est ainsi qu'une goutte de toxine tétanique (poison formé par le microbe du tétanos) déposée sur la langue d'un chien le tue en quelques secondes.

C'est ainsi que quelques millièmes de milligrammes de tuberculine (poison formé par les microbes de la tuberculose) suffiraient à tuer un homme adulte. C'est ainsi que dans la tuberculose, un microbe, le bacille de Koch, détruit le poumon ou cause une méningite, fait un abcès des côtes ou produit la suppuration des ganglions. C'est encore un microbe, le bacille de Loeffler, qui dans le croup, forme dans la gorge des enfants les fausses membranes qui les asphyxient.

Le Spirochète ou Tréponème.
C'est encore un microbe, le spirochète, de Schaudinn, qui dans la syphilis va ulcérer la langue, ronger une lèvre, atrophier le foie, léser les reins, fondre les os, paralyser les nerfs, durcir les artères ou détraquer le cerveau.

C'est encore un microbe, le staphylocoque, qui dans les

phlegmons va détruire les tissus, gangrener la peau, nécroser les os, mortifier les tendons, thromboser les veines...

C'est encore le même microbe qui causera les affections des accouchées, et qui de la matrice se répand dans le sang, et tuera en quelques heures (fièvre puerpérale). C'est un microbe qui causera les métrites, les salpingites. C'est un microbe encore qui donnera la fièvre thyphoïde ; ce sont d'autres microbes qui donneront les blennorrhagies, le choléra, la lèpre, la dysentherie, le tétanos, certaines anémies, l'érysipèle, la peste, la pneumonie, la bronchite, etc.

Au Public de juger. Maintenant que nous connaissons le rôle des microbes dans la production des maladies, nous allons pouvoir juger de la valeur des différentes médications successivement mises en œuvre dans la lutte contre les maladies.

Prenons un exemple commun, le cas d'un malade qu'on voit tous les jours et examinons comment il est traité d'habitude.

Voici un pauvre tuberculeux qui tousse, qui crache, qui a la fièvre, qui vomit, qui maigrit, qui étouffe. Que va faire son médecin ?

Une Médecine de rafistolage. Il lui donnera une potion à l'opium et le malade toussera moins... c'est vrai, mais il avait déjà peu d'appétit, il en aura moins encore : l'avenir d'un tuberculeux est dans son estomac, comme l'a dit un grand médecin ; la médication employée va donc à l'encontre de la guérison. Il a la fièvre : on lui donnera de l'antipyrine ; sa fièvre baissera, c'est vrai, mais l'antipyrine empêche le fonctionnement du rein, et le tuberculeux, plus qu'un autre, a besoin de son rein pour éliminer les toxines : là encore les remèdes sont plus nuisibles qu'utiles. Il maigrit : on lui donnera de l'huile de foie de morue... qu'il vomira ! nouvelle cause d'affaiblissement.

Heureux encore si à toutes ces drogues le médecin n'ajoute pas de la créosote, du gaïacol, de l'arrhénal, des sirops phéniqués, des potions mentholées, des pilules d'arsenic ! Et finalement l'estomac en capilotade, les intestins délabrés, le système

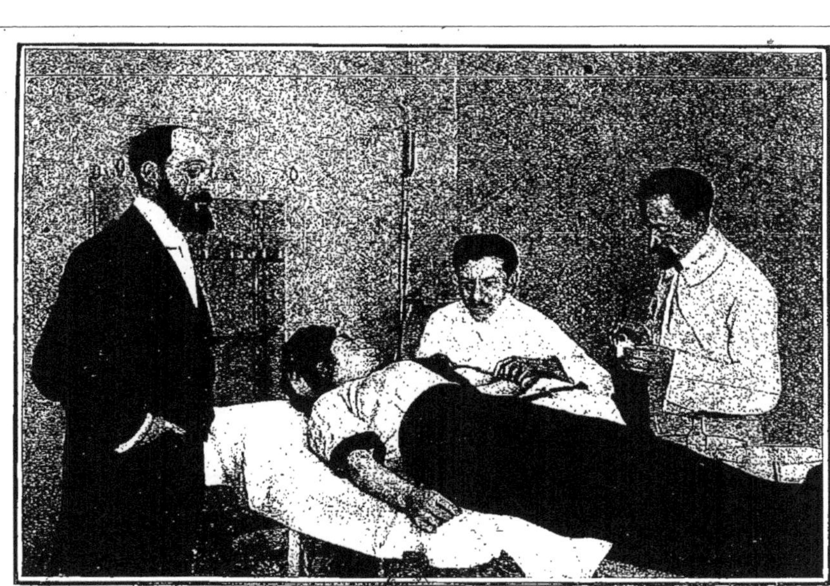

Une injection intra-veineuse de sérum

nerveux affaissé, le malade ira de mal en pis et finira par périr de cette médecine de rafistolage autant que de sa maladie,

On pourrait multiplier les exemples, mais à quoi bon vraiment ?

Qui de nous n'a vu la table de nuit d'un malade encombrée de fioles, de paquets, de cachets, de médicaments de toute sorte, dont le nombre même trahit l'inefficacité ? Qu'on nous en donne un bon, et celui-là suffira. Ce seul exemple nous montre assez clairement l'échec de la médecine courante qui, peut-être, atténue passagèrement quelques symptômes, mais n'atteint jamais la maladie elle-même. Elle s'attaque aux troubles que produisent les microbes, et non aux microbes eux-mêmes ; elle s'attaque aux effets, non aux causes : funeste erreur ! Le médecin qui procède ainsi ressemble au mécanicien qui pour arrêter sa machine emballée jetterait une poutre sous les roues au lieu de renverser la vapeur. L'un et l'autre aboutissent à des désastres.

Puisque l'attaque que l'on dirigeait contre les effets des microbes a échoué, il était naturel de chercher à atteindre les causes, de chercher à anéantir les microbes eux-mêmes.

Pour arriver à ce résultat, on s'est basé sur des expériences de laboratoire. Tout le monde sait, en effet, que l'on arrive à cultiver les microbes dans des bouillons de culture contenus dans des tubes de verre. Or, dans ces tubes où ils vivent, où ils se reproduisent, et où ils fabriquent leurs toxines, dans les mêmes conditions que dans l'organisme, on a constaté qu'il était facile de les tuer par certaines substances dites antiseptiques telles que : sublimé, acide phénique, teinture d'iode, formol, iodoforme, thymol, salicylate de soude, permanganate de potasse, acide borique, etc... On supposait donc qu'il suffirait d'introduire de telles substances dans l'organisme pour détruire les microbes.

L'échec de l'antiseptie interne. Malheureusement cette méthode si séduisante au premier abord a également échoué. C'est que les microbes sont des êtres vivants et que les substances qui les altèrent, altèrent aussi les cellules dont nous sommes formés.

C'est ainsi qu'on a voulu faire de l'antisepsie intestinale contre les fermentations intestinales : les fermentations ont diminué, c'est vrai, mais la digestion est aussi une fermentation et l'antiseptique a tout supprimé, la bonne et la mauvaise ! Conclusion : le malade a échappé à la gastrite microbienne pour tomber dans la gastrite médicamenteuse. C'est tomber de Charybde en Scylla. Que n'a-t-on pas voulu antiseptiser ! Les reins, le pharynx, les oreilles, les yeux, le sang, le cerveau même en injectant des substances antiseptiques dans le canal rachidien dans les cas de méningite. Avec cette méthode-là on a troué les estomacs sous les caustiques et l'on n'a pas abouti au but poursuivi.

Devant tant tant d'erreurs, d'échecs, le malade sent faiblir sa foi et se prend à douter de la science, à qui donc ira-t-il se confier ? A qui donc ira-t-il demander la médication idéale qui détruira les microbes patogènes sans le léser lui-même.

La Médication idéale. Pendant que les médecins et se débattaient au milieu de leurs vains essais, les disciples de Pasteur continuaient leurs recherches dans la voie que le maître leur avait tracée.

Aprés avoir étudié les microbes et leurs propriétés, ils étudient la façon dont l'organisme réagit à leurs atteintes. Ils se demandent comment, par quels secrets moyens de défense l'organisme arrivait à se débarrasser des microbes dans les cas exceptionnels d'une maladie grave.où il réagissait sans aide étrangère, tout seul. Et ils sont arrivés à trouver le mécanisme. Bien mieux, ils sont arrivés à le reproduire, ils sont arrivés après des études dont l'exposé nous entraînerait trop loin, à reproduire dans le sang des malades les mêmes phénomènes qui se produisent chez ceux qui guérissent spontanément.

Les Sérums. La médication idéale était trouvée : c'étaient *les Sérums*. Le plus célèbre de tous et le premier en date, c'est le sérum antidiphtérique. Autrefois le croup était presque fatalement mortel : maintenant on s'en guérit toujours quand le sérum est employé à temps. Ce sérum répond bien à toutes les exigences de la médication idéale ; il s'attaque aux microbes ; il va dans l'intimité de notre organisme détruire les microbes et neutraliser leurs poisons. Ils ne fatiguent pas nos organes digestifs puisqu'on les injecte sous la peau ; enfin ils agissent rapidement puisqu'ils passent immédiatement dans le sang sans passer d'abord par l'estomac : *c'est un médicament qui nous donne la vie sans nous demander de rançon.*

Mais chaque sérum n'agit que contre une seule maladie. Aussi de **nouveaux** travaux ont été entrepris pour réaliser contre les autres maladies ce qui venait d'être fait contre le croup. L'attente a répondu aux espérances. De nouvelles découvertes sont sorties de l'Institut Pasteur. *L'Institut Sérothérapique de France* n'est pas resté en retard dans cette voie. Des sérums contre le choléra, la peste, la fièvre typhoïde, la tuberculose, l'anémie, etc., etc... ont été combinés.

Poison pour les Microbes. Guérison pour l'Homme. Disons quelques mots de leur préparation. Des animaux, en général des chevaux, reconnus absolument sains, sont immunisés contre une maladie, c'est-à-dire qu'ils subissent un traitement spécial qui donne à leur sang la remarquable propriété de détruire les microbes de la maladie contre laquelle il a été immunisé. La partie liquide de ce sang est recueillie avec d'extrêmes précautions et constitue un sérum immunisant. On obtient ainsi des sérums qui en quelques instants détruisent les microbes et neutralisent leurs toxines aussi facilement dans l'organisme humain que dans les tubesde laboratoire. A côté de ces sérums d'origine animale, on a combiné des sérums en s'adressant à la chimie. Certains ne sont pas moins actifs que les précédents.

C'est parmi eux qu'on peut ranger le fameux 606 du Professeur ERLICH, dirigé contre la Syphylis.

Cette médication est si importante que nous lui avons consacré un long chapitre spécial. *(Voir page* 59 *).*

Comment se fait-il, si les sérums sont si merveilleux, qu'ils ne soient pas plus répandus et employés ?

C'est que la plupart d'entre eux exigent pour être fabriqués des précautions infinies des laboratoires parfaitement aménagés, une connaissance approfondie de la science microbiologique ?

L'instrument est parfait : l'opérateur doit l'être.

C'est que surtout, ils exigent pour être appliqués, une connaissance très exacte de leurs indications, que leur mode d'emploi est extrêmement délicat. On s'explique donc qu'entre des mains incompétentes ou maladroites ils ne donnent pas les résultats qu'ils donnent entre les mains de spécialistes compétents et instruits. On s'explique qu'au contraire l'*Institut S. D. F.* avec ses laboratoires merveilleusement aménagés, ses spécialistes remarquablement habiles et instruits, peut appliquer la sérothérapie avec le succès qui est légitemement dû à la valeur de la méthode et à celle des médecins qui l'emploient.

INSTITUT SÉROTHÉRAPIQUE DE FRANCE

96, Rue de Rivoli, Paris

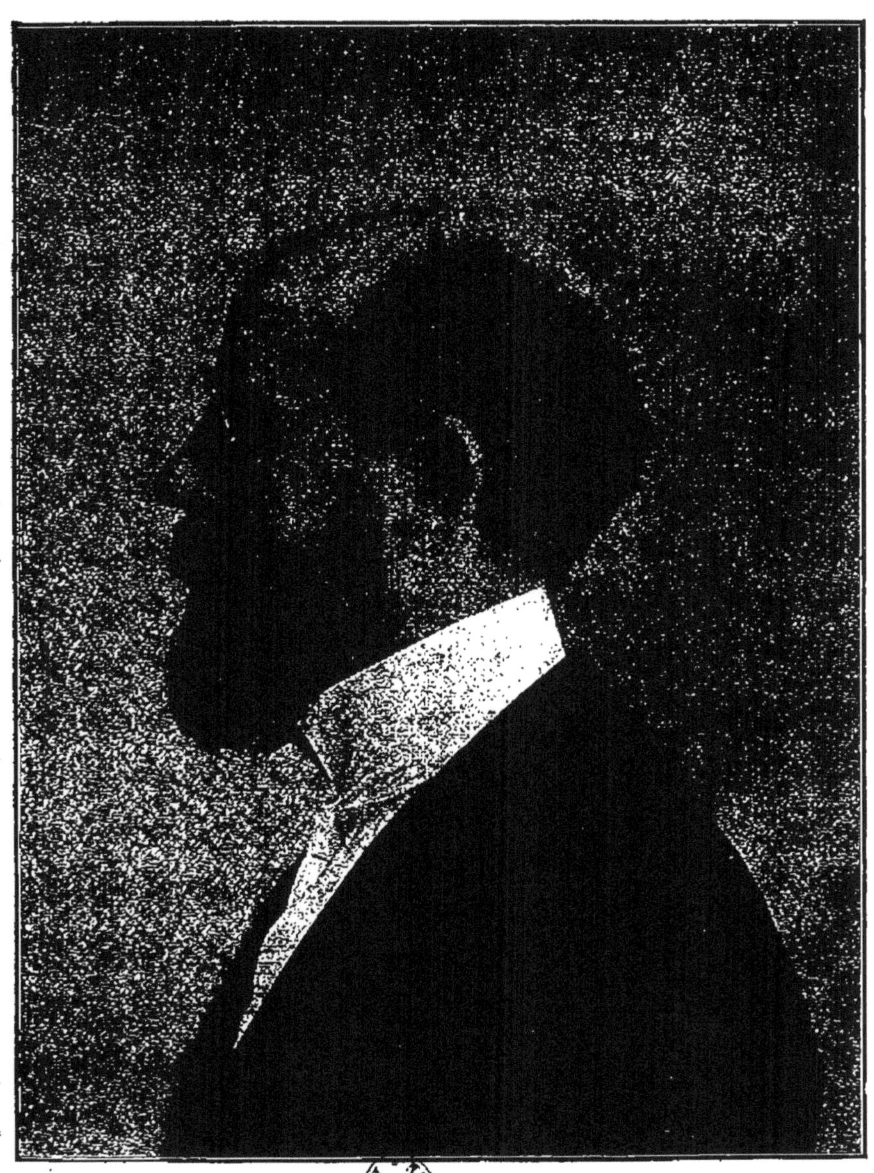

PORTRAIT DU Dr DIRCKSEN

La Tuberculose

La tuberculose est une redoutable affection microbienne de laquelle, ainsi que nous l'avons déjà dit, l'*Institut Sérothérapique de France* s'est tout particulièrement occupé, pratiquant en ce qui la concerne, une thérapeutique spéciale.

Les médecins qui composent cette réunion scientifique n'ont point la prétention de réaliser des miracles et de donner une leçon à quiconque ; pourtant les résultats qu'ils ont obtenus et les guérisons nombreuses dont ils peuvent fournir les preuves indéniables, leur permettent d'affirmer leur foi inébranlable en un procédé médical dont le retentissement s'est manifesté jusqu'à l'Académie de Médecine.

Tout d'abord, afin que le lecteur comprenne le sujet que nous traitons ici, une courte étude sur la tuberculose est nécessaire.

Tuberculose et Phtisie Pulmonaire. Il ne faut point confondre la tuberculose, en général, avec la phtisie pulmonaire qui n'en est qu'une des manifestations locales. Il existe une tuberculose du cerveau, une autre de l'intestin. On constate des tuberculoses du foie, des os et l'on en remarque même dans les parties génitales. Certaines maladies de la peau sont des tuberculoses, le lupus, par exemple ; mais la variété la plus remarquable de cette dégénérescence morbide est celle qui attaque l'appareil respiratoire. Comme nous n'écrivons point ici un traité médical, nous nous occuperons surtout de cette dernière.

Nous venons d'employer le terme de dégénérescence morbide : c'est bien la définition qui convient à l'affection qui nous intéresse. Toutefois nous devons compléter en disant que cette diathèse, dûe à la présence du fameux bacille (Bacillus Tuberculosus) de Robert Koch, ne peut évoluer scientifiquement que si deux facteurs se trouvent réunis : 1° une nature affaiblie, en état de dégénérescence, offrant par son manque de résistance physiologique un terrain propice à l'éclosion de la maladie et, 2° l'introduction dans l'organisme, le plus souvent par les voies respiratoires ou digestives du bacille ci-dessus nommé. C'est ce qui explique pourquoi la grande majorité des humains respire et avale chaque jour des myriades de milliards de bacilles de Koch, sans en être autrement incommodée. Le terrible microbe s'abattant sur un affaibli, prédisposé par l'hérédité ou par un état de réceptivité passagère, le frappera peut-être sans retour.

Les victimes de la tuberculose se comptent par centaines de mille, chaque année, et les statistiques de la santé publique établissent que 25 %, c'est-à-dire le quart des décès enregistrés sont dûs aux ravages du bacille de Koch. Il n'est pas de bataille sanglante qui puisse être comparée à semblable hécatombe aussi, est-ce faire acte humanitaire que de mettre en garde le plus possible la population contre le sinistre fléau. Il importe de le connaître et, pour cela, de n'en point ignorer les symptômes. Les voici dans leur succession inéluctables :

On divise généralement les manifestations de la tuberculose en deux périodes relatives, l'une à l'état de crudité des tubercules et l'autre au ramollissement et à l'évacuation de la matière tuberculeuse. La maladie débute presque toujours d'une manière insidieuse, il est très rare qu'on puisse la rapporter à une cause connue. Une petite toux, plus fatigante par sa persévérance que par son intensité et que les malades appellent généralement un rhume d'irritation, ouvre presque toujours la scène. Cette toux est sèche, ordinairement plus fréquente le soir. Une certaine langueur, un léger essoufflement dans les grands mouvements et surtout dans l'action de monter, un amaigrissement peu prononcé, quelquefois des sueurs nocturnes sont les premiers symptômes que l'on enregistre après la toux. Dans un nombre considérable de cas, le début s'affirme d'une toute autre manière, soit que le malade n'ait eu que des avertissements trop légers pour être remarqués, soit qu'il n'en ait éprouvé aucun, il n'est prévenu du commencement de la maladie que par une hémoptysie, c'est-à-dire un crachement de sang, plus ou moins considérable.

Première Période. Dans la première période, le signe le plus frappant est la toux ordinairement sèche pendant quelque temps, puis accompagnée d'une expectoration glaireuse, semblable à de la salive. Elle est plus fréquente la nuit que le jour et se manifeste en général par quintes qui peuvent provoquer des vomissements (toux émétissante). La sueur nocturne est presque toujours localisée à la tête, à la poitrine à moins que ce soit à la paume des mains, elle disparaît quand les malades se réveillent. Il existe toujours une dyspnée, un étouffement proportionné à l'intensité de la toux, et les patients éprouvent entre les deux épaules ou dans les côtés du thorax une douleur lourde, importune et quelquefois aigüe.

Si l'on percute la poitrine, on trouve une diminution de la sonorité normale au sommet du poumon, tantôt droit, tantôt gauche, parfois même dans les deux. L'auscultation révèle des symptômes beaucoup plus importants. Le bruit respiratoire qui, à l'état normal est doux, moelleux, continu, non saccadé, plus fort et beaucoup plus long pendant l'inspiration que pendant l'expiration, devient à peine perceptible ; on a ce qu'on appelle la diminution ou l'obscurité du murmure vésiculaire. Puis, à mesure que la maladie avance, le bruit respiratoire devient, au contraire, dur, sec râpeux, plus long dans l'expiration. Vers la fin de cette période, ou même dès les premiers temps si la maladie a une marche rapide, on perçoit un léger râle crépitant, quelques craquements secs ou humides, un raclèment sonore et une bronchophonie diffuse et légère ; tous ces signes sont d'une très grande valeur.

Troubles digestifs.

A ces symptômes se joignent quelques troubles du côté des organes digestifs tels que diarrhée, nausées, vomissements. dyspepsie, etc. L'amaigrissement fait de nouveaux progrès, la faiblesse s'accentue, et il n'est pas rare de constater le soir un léger mouvement fébrile.

Deuxième période.

Dans la deuxième période les mêmes phénomènes se présentent, mais avec des différences importantes. Ainsi la toux devient plus fréquente, quinteuse, difficile ; elle provoque facilement les vomissements, prend une grande intensité pendant la nuit et occasionne l'insomnie. Elle est grasse et les crachats au lieu d'être blancs, muqueux et aérés, sont verdâtres, opaques, dépourvus d'air et striés de lignes jaunes qui les rendent comme panachés. Quelquefois on y rencontre des parcelles d'une matière blanche et épaisse semblable à du riz cuit. Plus tard les crachats sont homogènes, affectent une forme arrondie et nummulaire à moins qu'ils ne soient lacérés à la circonférence. Ils sont lourds, d'une certaine consistance.

Après s'être montrés plus ou moins longtemps d'un jaune verdâtre, les crachats prennent une teinte grisâtre et un aspect sale. Secrétés en quantités plus ou moins considérable, en certains cas ils sont rejetés à flots dans un effort de vomissement. L'hémoptysie est très fréquente à cette époque mais bien moins que dans la première période. Parfois le souffle respiratoire est nul, rude et trachéal ; si l'on fait parler le malade, la voix retentit fortement et présente les caractères de la bronchophonie. A une époque plus avancée de la maladie, lorsque les tubercules sont tout à fait ramollis et qu'il existe des cavernes, on entend un râle humide qui, dans les fortes inspirations et dans les secousses de la toux, donne à l'oreille la sensation que déterminerait l'agitation d'un liquide mêlé à des bulles d'air.

 Ce phénomène porte le nom de gargouillement ; il résulte évidemment de la pénétration de l'air atmosphérique dans les cavernes remplies de liquide. Ces râcles, quand ils sont nombreux, coïncident avec la matité absolue du côté où on les observe. Le murmure vésiculaire a complètement disparu, le bruit d'expension pulmonaire y est remplacé par un souffle bruyant, tel que celui qu'on détermine en expirant avec force, et la bouche grandement ouverte, dans ses deux mains disposées en cavité. Ce phénomène, désigné sous le nom de souffle caverneux est intermittent et alterne ordinairement avec le gargouillement.

 Les parois de la cage thoracique présentent aussi quelques caractères particuliers : ainsi l'amaigrissement est tel qu'il semble que la poitrine a diminué de capacité et augmenté dans son diamètre antéro-postérieur, les premières côtes demeurent immobiles pendant les soulèvements d'inspiration et les abaissements de l'expiration. Le mouvement fébrile, s'il n'a pas paru pendant la première période, ne manque jamais de se produire pendant la deuxième et, s'il existait déjà, il redouble d'intensité. La fièvre peut être continue, mais le plus souvent elle présente le caractère de fièvre intermittente, c'est-à-dire qu'elle se montre par accès précédés de frissons. Les voies digestives offrent des troubles considérables ; l'appétit est nul, des vomissements composés de mucosités et de bile deviennent fréquents, la langue est tantôt naturelle, tantôt rouge, enflammée ou couverte d'un enduit blanchâtre ; la soif est quelquefois très vive et une diarrhée assez abondante vient toujours augmenter l'affaiblissement des malades. Enfin, dans un certain nombre de cas, on observe un œdème précédant la mort de quelques jours.

 On croit vulgairement que les tuberculeux présentent une exaltation des organes génitaux ; mais cette opinion est erronée et démentie par l'observation. Chez la femme les menstrues cessent de couler et chez l'homme les fonctions génitales s'affaiblissent de jour en jour dès le début de la maladie. Les ongles des tuberculeux offrent une conformation observée rarement dans les autres maladies chroniques. La dernière phalange est renflée à son extrémité, l'ongle semble soulevé à sa racine, il est plat transversalement et se recourbe avec force d'avant en arrière.

Moral des malades.

En ce qui concerne le moral des malades, il se modiffe complètement au cours de l'affection. Dès le début, ils sont inquiets, effrayés, redoutent une maladie grave de poitrine, plus tard, minés cependant par la fièvre hectique, ils méconnaissent leur position et renaissent à l'espérance. Leurs projets pour un long avenir broient le cœur de ceux qui les aiment, eux ne voient rien que leur rêve. Du reste, ce qu'il y a de remarquable, c'est qu'on voit des hommes très versés dans les connaissances médicales se faire souvent une illusion aussi complète à cet égard que les personnes étrangères à la science.

Un avertissement.

Nous venons, avec la netteté la plus lumineuse qu'il nous a été possible d'apporter à cette besogne, de décrire minutieusement les phases diverses de la tuberculose pulmonaire. Nous ne nous sommes montrés d'une si méticuleuse abondance que dans le but de frapper un coup vigoureux sur l'esprit de nos lecteurs et de les arracher à une torpide indolence. Lorsqu'un futur malade doute, il est bon qu'il soit instruit du danger qui le menace : c'est le seul moyen d'y parer à temps. Les pères et les mères de famille, les parents et en général tous ceux dans l'affection vigilante entoure de soins craintifs un délicat être aimé, ont le devoir de s'instruire et d'être prévoyants. Lorsqu'ils auront lu ce qui précède, ils verront si oui ou non les symptômes que nous avons décrits concordent avec ce qu'ils ont pu observer dans leur entourage.

La découverte de Jenner.

Dans la deuxième moitié du XVIIIe siècle, le médecin anglais JENNER découvre les propriétés mystérieuses du *Cowpox*, c'est-à-dire d'une manière de virus ou de pus préservant de la variole tous ceux qui en sont inoculés. A cette époque, la grande maladie, dont les ravages creusaient le plus de tombes, était cette diathèse morbide. Tout le monde, rois, princes, gentilshommes et vilains en avaient été frappés au moins une fois dans leur vie, et l'on se montrait comme une curiosité les personnes épargnées. Au moyen de la vaccine, un coup terrible fut porté à la variole dont la violence épidémique s'atténue de plus en plus. La génération d'hommes qui naquit de 1780 à 1805, c'est-à-dire la première vaccinée, accuse une belle santé. Mais la deuxième génération de 1805 à 1830 et celle de 1830 à 1855, furent ravagés par une maladie que l'on connaissait, à la vérité depuis les temps antiques, mais dont les attaques contre la santé publique n'avaient point dépassé les bornes de l'ordinaire, nous voulons parler de la tuberculose pulmonaire. Depuis ce temps, des coupes sombres ont été pratiquées par elle dans la masse humaine et nous avons dit plus haut que, c'est environ 200.000 individus par an, qu'elle conduit à la mort.

Essais thérapeutiques. Pour se défendre contre une telle calamité, l'art médical a tenté un peu toutes les manières thérapeutiques. Aux premières années du XIXe siècle, BORDEU, ANDRAL et d'autres grands médecins essayèrent des révulsifs les plus variés : moxas, sinapismes, ventouses, etc., sans succès. Le docteur LAENNEC s'étant un jour piqué avec une vertèbre de poitrinaire qu'il autopsiait, un tubercule se produisit et vingt ans plus tard, le Maître mourrait infecté par la tuberculose qui, depuis cette opération ne l'avait jamais quitté, On commença dès lors à pressentir que la phtisie pulmonaire était d'origine parasitaire. Le Professeur TROUSSEAU, à son tour, modifia la médication : il essaya de l'huile de foie de morue, des opiacés, de l'arsénic et de l'iode. Puis d'autres Maîtres encore, tentèrent l'emploi des balsamiques : goudron, créosote, gaïacol, thiocol, etc., etc. La question ne paraissait pas avancer beaucoup vers la solution.

La découverte de Koch.

Enfin, à la suite des travaux de notre grand PASTEUR, un bactériologiste allemand découvrit le *bacillus tuberculus*, et Robert KOCH devint célèbre dans le monde entier.

Son microbe, appelé vulgairement *Baccille de Koch*, a été reconnu comme étant, sans l'ombre d'un doute, le principal facteur de la tuberculose mais, ainsi que nous l'avons déjà énoncé plus haut, le microbe ne peut exercer ses ravages que sur un terrain bien préparé, c'est-à-dire chez un être affaibli, déminéralisé, pauvre en acide phosphorique et en sels minéraux. Cet état de réceptivité navrante provient de la mauvaise nourriture, de l'hérédité, de l'alcoolisme à moins que ce ne soit de l'excès de travail ou de l'abus des plaisirs vénériens. Sur cet être sans défense, le bacille se rue, se multiplie, prolifère par milliards et le dévore comme une facile proie. N'existe-t-il donc point de moyens de défense ?

Une méthode nouvelle.

Nous voici arrivés à la découverte récente d'un jeune médecin français DIRCKSEN, dont l'observation judicieuse et nette prit peut-être sa source dans le souvenir de JENNER et de la vaccine. Si quelques gouttes de *Cowpox*, injectées sous la peau métamorphosent si bien un être humain, qu'elles rendent réfractaire à la variole, c'est que, tels les arbres fruitiers greffés les uns sur les autres pour modifier leurs produits, notre économie peut être amendée dans une certaine mesure. DIRCKSEN imagina donc le traitement suivant :

La greffe.

Avec des précautions antiseptiques et un procédé qui lui est personnel, il prend à un homme vigoureux et sain trois ou quatre gouttes de son sang. Il les analyse préalablement pour bien s'assurer que le sujet en question est dans un état absolu de santé.

Ensuite le jeune Maître réunit dans son cabinet un candidat à la phtisie, déprimé, malingre, certain d'être atteint à la première occasion. Il pousse même la hardiesse jusqu'à s'attaquer à un tuberculeux du premier degré. Prenant alors sur le bras de l'homme sain trois ou quatre gouttes de sang, il les greffe immédiatement sous la peau de son malade : c'est tout.

<table>
<tr><td>Effets
de la greffe.</td><td>Sans aucun médicament, sans faire prendre le plus fugitif tonique et sans suivre la moindre hygiène complémentaire, l'opération que DIRCKSEN a accompli, nous le répétons, au</td></tr>
</table>

moyen d'un procédé qui lui est spécial, est terminée. Sous l'influence de cette *greffe humaine* le malade est tout d'abord l'objet d'une réaction intense commençant presque toujours le soir même. On en a vu qui ont été forcé de garder le lit pendont huit jours; au bout de ce laps de temps, une sorte de résurrection se manifeste, le malade dont l'appétit était disparu dévore et engraisse à vue d'œil et, dans les nombreux cas traités par cette méthode, il n'a point été rare d'enregistrer des augmentations de poids de 9 kilogs dans les trente premiers jours. La nature du malade a été profondément modifiée, le terrain de culture si propice autrefois à l'éclosion du *bacille de Koch* y est devenu réfractaire et, en suivant certaines prescriptions adjuvantes, en deux ou trois mois, le sujet est complètement guéri.

<table>
<tr><td>A qui appliquer
la greffe.</td><td>Mais dira-t-on, la greffe humaine n'est appliquée qu'aux affaiblis ou aux tuberculeux du premier degré ? Oui, de même que la vaccine est sans effet sur les varioleux en pleine évolution,</td></tr>
</table>

elle présenterait plutôt des inconvénients chez les sujets du deuxième degré. Le procédé de DIRCKSEN est celui qui est mis en œuvre à l'*Institut Sérothérapique de France* et auquel le jeune médecin a confié sa diffusion dans le grand public après avoir révélé aux praticiens spécialistes qui le composent, ses observations et sa technique opératoire. En ce qui concerne les maladie du 2e degré, l'*Institut Sérothérapique de France* est en possession d'une thérapeutique qui lui est spéciale et de laquelle il peut affirmer le succès incontesté. Au moyen de sérums appropriés et d'inhalations anti-microbicides, il a sauvé de nombreux malades et des guérisons plus retentissantes encore lui seront acquises lorsque sa prophylaxie très personnelle sera appliquée plus en grand dans les laboratoires spéciaux qu'il vient d'inaugurer récemment.

**On guérit
la tuberculose.** Nous ne saurions trop insister sur ce point, la tuberculose pulmonaire est essentiellement curable et ce, à tous les degrés. Il faut seulement savoir à qui s'adresser pour se soigner avec fruit. Dans les milieux médicaux on ne se préoccupe même plus, tellement le fait est d'une vérité banale, de la guérison spontanée de la phtisie. Il est excessivement fréquent, dans les salles d'autopsie, qu'en examinant les poumons d'un homme assassiné ou tué par accident, on y remarque des cavernes cicatrisées ou des tubercules crétacés, c'est-à-dire entourés d'une sorte de gaine pierreuse qui les a comme étouffés.

**Il faut aider
l'organisme.** Il est donc très possible, très naturel et très compréhensible qu'en employant la greffe humaine de DIRCKSEN pour les tuberculeux du 1er degré, on aide le pouvoir sauveur de la nature avec une telle efficacité que celle-ci se débarrasse ensuite des bacilles qui menaçaient l'appareil pulmonaire. Quant à la thérapeutique mise en œuvre pour les sujets atteints au second degré, elle a pour but et pour résultat de mettre les poumons en mesure de réagir avec intensité et de pousser à l'enkystement crétacé qui, seul, aura le pouvoir d'arrêter la pullulation microbienne; elle aide en outre puissamment à la formation du tissu cicatriciel des cavernes. Devant les poumons ainsi protégés, l'intoxication bacillaire s'arrête et la maladie cesse tout naturellement.

La Syphilis

La tuberculose que nous venons d'étudier avec nos lecteurs est assurément une redoutable maladie, grande pourvoyeuse de la mort, mais elle, au moins, conserve à ses victimes cet ensemble sympathique que nous constatons chez la plupart des tuberculeux.

La syphilis, au contraire, imprime à ses victimes ces stig-mates néfastes et indélébiles que chacun reconnaît trop facilement.

La déconsidération traditionnelle qui s'attache à toute personne atteinte de cette affection est telle qu'elle l'oblige à s'en cacher convenablement. De là, l'aggravation de la maladie et sa dissémination rapide par contamination directe ou indirecte, car tout syphilitique est dangereux par ses plaies, sa salive et toutes ses secrétions.

Il n'y a pas de maladies honteuses. On voit ou conduit la fausse compréhension d'une maladie qui, en réalité, n'est pas plus honteuse qu'une autre. Ne résulte-t-elle pas le plus souvent en effet, de l'exercice d'une fonction très naturelle et très légitime, et dont l'abus seul est blâmable? N'est-elle pas fréquemment le résultat d'un accident ignoré même de son auteur?

Au vingtième siècle il ne devrait plus exister de maladies soi-disant honteuses. Toutes les misères physiologiques et pathologiques devraient être sur le même plan. Toutes les maladies, et celle-ci autant que les autres, est un accident auquel l'immense majorité des hommes est exposée. On peut féliciter ceux qui y ont échappé, mais ce n'est point une raison pour mésestimer ceux qui en sont atteints. D'autant plus que, ainsi que cela se produit dans tous les cas où le hasard intervient, souvent ce n'est pas celui qui s'est le plus exposé au péril qui y succombe, mais parfois c'est celui-là même qui ne l'a affronté qu'une seule fois qui est frappé le plus durement. N'est-ce pas d'ailleurs souvent le jeune homme « sage et rangé » qui est atteint, alors que le débauché qui connaît les symptômes et les signes de la syphilis échappe au danger et évite la contagion. Ce n'est donc point, dans l'éventualité que nous envisageons, ni la débauche ni les excès mais une malechance particulière qui appelle et fixe à jamais dans le sang le virus du mal napolitain.

Mais la syphilis ne se transmet pas seulement par relations intimes avec une personne atteinte d'accidents contagieux à leur période aigüe.

Personne n'est à l'abri de la Syphilis. Il y a bien d'autres portes d'entrée de cette terrible maladie. Qui ne sait qu'on peut contracter la syphilis en embrassant une personne atteinte de cette affection, en buvant dans son verre, en se servant de ses objets de toilette : éponges, brosses à dents, de son rasoir, de son peigne, de sa pipe si on est fumeur, etc., etc. Nous pourrions multiplier les exemples de cette nature.

Dans son ouvrage classique sur la syphilis, le Professeur FOURNIER cite deux cas véritablement typiques de ce genre extra-génital de contagion. Les voici :

Tous les enfants d'une école de banlieue parisienne étaient successivement atteints de chancres syphilitiques des lèvres Les parents et les instituteurs recherchaient avec angoisse d'où pouvait provenir cette épidémie. A la suite d'une enquête très habilement conduite, on découvrit que l'auteur de tout le mal était un marchand de sifflets qui vendait sa marchandise à la porte de l'école. Ce marchand avait la mauvaise habitude d'essayer lui-même tous ses sifflets avant de les vendre. Or, le malheureux était atteint d'accidents contagieux à la bouche et c'est ainsi qu'il transmettait son mal à ses infortunés petits clients.

Le second fait se rapporte à un enfant encore, qui jouait dans un jardin public. Il tombe, s'égratigne le front. Le sang coule. Il pleure. Un monsieur très bien mis, témoin de l'aventure s'approche du bébé, prend son mouchoir, lui tamponne sa blessure et applique sur l'écorchure un petit morceau de taffetas d'Angleterre qu'il avait pris la précaution de mouiller avec un peu de salive pour le coller plus aisément. Résultat : trois semaines après un chancre syphilitique apparaît à la place même où le taffetas avait été appliqué. Le monsieur compatissant était évidemment atteint de la syphilis. La salive était contagieuse et avait inoculé le terrible mal au pauvre petit bébé.

Pour terminer, je ne rappellerai pas les faits, devenus banaux à force de se reproduire, de chirurgiens qui se sont inoculés la syphilis en se piquant ou en se coupant par inadvertance au cours d'opérations ou d'accouchements de sujets syphilitiques.

L'expérience nous démontre donc que la syphilis ignore les barrières sociales, qu'elle peut se glisser partout, que les syphilis des innocents sont légion, que la maladie est héréditaire et frappe même quelquefois la deuxième génération ; que beaucoup de malades ignorent leur mal, si bien que 15 pour 100 au moins des lésions tertiaires les plus avérées relèvent de syphilis à porte d'entrée inconnue.

Le devoir du médecin. Dans la circonstance, le devoir du médecin et surtout du médecin spécialiste est double : il doit sans fausse et inutile pudeur mais avec la réserve et la décence possibles décrire la marche et la physionomie de cette si redoutable maladie afin de per-

mettre qu'on la reconnaisse et par conséquent qu'on l'évite ;
il doit aussi indiquer les remèdes que le passé nous a légués
et ceux que la science la plus moderne a mis à sa disposition pour la combattre et pour la vaincre, afin de permettre
qu'on puisse se soigner dès son apparition.

Le microbe. La syphilis est une maladie microbienne
dont la cause est analogue à celle de la lèpre
ou de la tuberculose. Elle est produite par
un microbe qui se présente au microscope sous la forme d'une
spire d'un millième de millimètre de longueur et incolore,
qu'on a appelé pour cela " spirochète pallida ".

**Divisions
de la syphilis.** Dans les traités classiques on divise la
syphilis en trois périodes : primaire, secondaire et tertiaire. A chacune de ces périodes
correspondent les accidents particuliers qu'il
nous importe de connaître et les traitements spéciaux qu'il
nous faut apprendre.

La syphilis débute par un incident primitif unique. C'est
le chancre induré, sorte de petite écorchure taillée comme à
l'emporte-pièce et dont la base est dure et beaucoup plus
large que la petite plaie. Ce chancre se montre environ
trois semaines à un mois après des rapports intimes avec une
personne atteinte d'un chancre ou de plaies syphilitique, ou
après le contact d'objets souillés de virus syphilitiques : linges,
éponges, rasoirs, couteaux, objets de toilette, etc. Cette petite
écorchure commence par une érosion superficielle de la peau
ou de la muqueuse ; elle se creuse ensuite et va en s'agran-
dissant, sans provoquer de douleurs. Très peu de temps
après l'apparition du chancre les ganglions lymphatiques de
l'aine ou de la région correspondante (car le chancre peut
siéger partout) s'engorgent et forment de petites tumeurs
arrondies et indolores.

Ce premier symptôme de la maladie, loin d'effrayer le malade et de lui donner l'impression du début de la plus grave des maladies, lui donne au contraire la conviction qu'il n'est atteint que d'un petit bobo, bon tout au plus à traiter par le mépris. Qu'est-ce donc, en effet, que ce chancre sinon, en apparence, une bien légère écorchure que le moindre froissement a peut-être provoquée? Le malade remarque cependant, pour peu qu'il soit attentif, et soigneux de sa santé, que ce bouton n'a pas la même forme que ceux dont il a déjà été atteint. Celui-ci est creusé, dur à sa base, mais tout cela n'a pour lui aucune signification précise. Malheureusement, souvent la suite de l'accident le confirme dans ses convictions. Malheureusement la petite écorchure se circatrise. Les ganglions restent un peu gros, un peu indurés pendant un certain temps. Puis malheureusement encore, tout paraît se rétablir sans laisser d'autres traces.

Tout paradoxal que cela semble, il eut été bien préférable que les choses se fussent passées autrement. La gravité de l'affection primitive eut attiré sur elle l'attention du malade, et l'eut excité à se soigner à temps; la méconnaissance du danger lui a donné une fausse sécurité qui se traduit plus tard par l'éclosion imprévue et parfois foudroyante des plus terribles accidents de la période tertiaire. Dûment averti, il eut consulté le spécialiste. Celui-ci eut dépisté facilement la maladie et institué aussitôt un traitement énergique qui eut opposé une digue infranchissable aux accidents ultérieurs.

Une conclusion s'impose: il est de toute prudence et même de pressante nécessité si on tient à sa vie et à sa santé, de mettre de côté toute fausse pudeur et d'aller de suite consulter le médecin spécialiste aussitôt qu'un doute effleure notre esprit au sujet d'un bobo, le plus insignifiant, surtout lorsqu'on a à craindre au sujet de sa provenance.

Après la période primitive de la syphilis période constituée par un accident unique, « le chancre induré », se produisent les accidents secondaires. Ces accidents se succèdent à des dates irrégulières, nombreuses ou restreintes, graves ou bénins, suivant le degré de virulence ou de nocivité de la graine, c'est-à-dire des microbes qui les ont provoqués, suivant aussi la nature du terrain qui l'a reçu, c'est-à-dire suivant le tempérament de la personne atteinte.

Roséole.

Le premier en date est la roséole, puis surviennent pêle-mêle, la fièvre, les céphalées ou maux de tête permanents à exacerbation nocturne, les plaques muqueuses qui peuvent survenir à n'importe quel moment de cette période, disparaître et réapparaître ensuite. Une fièvre intense éclate soudain. Mais cela n'est pas pour effrayer notre indolent patient. Il se dit que cela ne peut être qu'une fièvre intermittente. Il avale quelques cachets de quinine et presque toujours la fièvre cesse après quelques jours d'accès laissant à sa suite une dépression de forces considérable. Des toniques en auront vite raison, se dit notre syphilitique. Et le temps se passe sans modifier sa conviction, fermement assurée, qu'il n'est victime que de quelques petites indispositions.

**Plaques
muqueuses.**

Des « plaques muqueuses » grisâtres tapissent tout le fond de sa gorge, et recouvrent ses amygdales : Qu'est-cela? se dit-il. Ce ne peut être qu'une angine. Et bien vite il va chez le pharmacien du coin demander un gargarisme. Tout le monde n'est-il pas médecin dans notre belle France? Où en serait-on, grands dieux! si pour le moindre bobo on allait consulter le spécialiste? Oh! mais non! Et les plaques muqueuses se développent, elles obstruent le pharynx, gênent la déglutition et deviennent douloureuses; les ganglions du cou s'engorgent et sont sensibles à la pression. Son attention commence à s'éveiller; bientôt l'inquiétude le gagne et bienheureux est-il si à cette époque la gravité du mal l'oblige enfin à aller trouver le spécialiste. Bienheureuse est, en effet, cette agravation qui le conduit au salut et à la guérison.

Autres accidents. Enfin voici tout le cortège de ces affreuses éruptions cutanées, suintantes et purulentes, à fond rouge cuivré ou rouge jambon. Ce sont des papules, des pustules, des vésicules, des bulles, des tubercules, dont les unes ont pour siège le front où elles constituent la « couronne de Venus » et dont les autres ont leur domicile d'élection à la paume des mains, à la plante des pieds, aux membres inférieurs; et dont d'autres enfin, n'épargnent aucune partie du corps s'y installent à demeure, s'y incrustent, s'y cramponnent en quelque sorte, tant qu'un traitement énergique ne les a pas délogées. L'ecthyma, l'acné, l'impétigo, l'herpès, le pemphigus, le psoriasis, se succèdent à tour de rôle ou s'installent simultanément sur le corps du pauvre patient, le torturant et le rendant un objet d'horreur et d'épouvante pour tout son entourage. On va peut-être croire que le syphilitique aux premières atteintes de ces hideuses plaies s'est précipité chez le spécialiste pour lui confier son mal et lui demander son aide et son concours pour l'en délivrer. Ce serait bien peu connaître la nature humaine que croire à ce geste sauveur, à cette démarche providentielle. Il semble que dans les circonstances si critiques un vent de folie pousse la plupart de ces malheureux aux pires inconséquences.

Malgré tout on ne croit pas à sa maladie. Bien loin de croire à son mal, le pauvre insensé cherche à se convaincre lui-même de la bénignité de son affection. « C'est l'acreté du sang, ce sont les humeurs qui me travaillent » se dit-il; et sur cette belle réflexion il se hâte de passer chez l'herboriste à qui il va demander des plantes dépuratives. Et il ne se décourage jamais. Si le premier paquet d'herbes ne lui a pas enlevé les « vices de ses hûmeurs » il retourne chez l'empirique et reprend de nouvelles doses sans trêve et sans relâche. A la fin cependant il arrive quelquefois qu'il est tout à coup éclairé sur la nature de son mal par la persistance des accidents. Alors, mais alors seulement il se décide à aller demander la santé et la vie là seulement ou il peut retrouver l'une et l'autre, c'est-à-dire chez le spécialiste instruit, expérimenté qui seul peut le sauver.

Accidents les plus terribles Orchite - Iritis. Dans toutes les affections de la période secondaire que nous venons de décrire, les téguments superficiels, la peau et les tissus sous-jacents seuls ont été atteints; jamais l'intégrité d'un organe n'a été compromise.

Il n'en sera pas de même des accidents les plus graves, à cet égard, de la période secondaire, nous voulons parler de l'orchite syphilitique.

Dans le premier cas, le testicule augmenté de volume devient dur à la pression prend une forme allongée, mais reste indolore. Ici encore en raison de l'absence de douleurs, le patient ne tient aucun compte du changement de forme ni de volume de l'organe et attend benoitement que « cela fonde », sans se douter que tout retard dans le traitement compromet à jamais les fonctions reproductrices de cet organe. C'est ainsi que nombre d'anciens syphilitiques même guéris mais trop tardivement sont devenus incapables de procréer des enfants et de perpétuer leur race.

Il ne nous reste plus qu'à parler de la plus terrible de complications de la période secondaire de la syphilis, nous voulons nommer l'iritis syphilitique. Ici nous trouvons encore et toujours la même incurie de la part du patient. Un beau jour, ou plutôt un jour néfaste entre tous, le malade éprouve une certaine démangeaison dans l'orbite d'un ou des deux yeux. La conjonctive oculaire, c'est-à-dire cette partie blanchâtre de l'œil qui entoure la cornée, devient rouge, enflammée. La cornée transparente, se corne d'un cercle blanc laiteux. L'iris, c'est-à-dire cette partie qui entoure la pupille, devient rouge brique, l'œil pleure, la douleur s'irradie jusque dans la tête. Malgré tous ces signes, malgré tous ces avertissements, le plus souvent le patient croit à un courant d'air, à une légère conjonctivite provoquée, suppose-t-il, par une poussière qui aurait irrité le globe oculaire. Et pendant ces atermoiements le mal fait des progrès rapides, l'iris devient de plus en plus atteint, des synéchies se forment. Bientôt cet admirable régulateur de la vision est immobilisé et la vue est compromise. A cette étape de la maladie, si le patient est assez avisé pour demander aide et secours au spécialiste, il peut encore s'en tirer avec une diminution notable de la vue; mais pour peu qu'il tarde de quelques jours celle-ci peut être irrémédiablement perdue. C'est ici souvent qu'un traitement précoce et éminemment actif doit être appliqué de suite.

Tous les accidents secondaires peuvent exister en même temps. Tels sont les accidents de la période secondaire. On peut les trouver réunis sur un même sujet ou, au contraire n'en observer que quelques-uns. Mais il faut bien se rendre compte que malgré leur apparente bénignité ils n'en sont pas moins graves par les douleurs qui les accompagnent et par l'aspect parfois hideux du malade et surtout, s'ils ne sont pas traités convenablement, par les accidents terribles qui leur succèdent.

Accidents tertiaires toujours graves. Mais nous voici arrivés au point culminant de la syphilis, au haut du calvaire que le patient ne descendra plus, car, lorsque la syphilis s'est emparée d'un organisme, elle ne le lâche plus, elle touche tout et frappe tous les rouages, depuis les plus nobles jusqu'aux plus inférieurs: le cerveau aussi bien que l'intestin, la moelle aussi bien que le foie ou les reins. C'est la période tertiaire qui commence avec son lugubre cortège. Ce qui caractérise surtout cette période, c'est la profondeur des lésions. Au lieu de rester toutes en surface, comme dans la période secondaire, les manifestations de la syphilis tertiaire se passent dans la profondeur des tissus. Les muqueuses et la peau sont le siège d'ulcères rongeants et destructeurs.

Des gommes s'installent sournoisement dans le tissu cellulaire sous cutané ou même dans l'épaisseur des muscles. Elles augmentent de volume peu à peu, se ramollissent, s'ulcèrent et laissent suinter un liquide épais semblable à celui qui s'écoule de certains arbres fruitiers et auquel on a donné pour ce motif le nom caractéristique de gomme. Peu à peu cette tumeur, cette gomme se vide de son contenu et laisse à sa place une plaie béante dont la guérison est interminable. Si la gomme au lieu de se développer dans le tissu cellulaire ou dans les muscles se forme sous le périoste, l'os sous-jacent privé de tout suc nourricier se nécrose (ce qui correspond à la gangrène de la peau) sur toute l'étendue de la base de la gomme et se détache peu à peu des parties non gangrenées. Il est facile de comprendre par ce simple exposé, que si la lésion osseuse est considérable, si surtout elle atteint des os nécessaires à l'existence tels que ceux du crâne, il puisse en résulter de tels délabrements que la vie ne soit plus compatible avec les désordres produits.

Qui n'a vu de ces malheureux dont les os du nez effondrés, la gorge, le palais, rongés, perforés par des germes n'ont plus même le visage humain et traînent comme une lourde chaîne l'existence la plus atroce et la plus épouvantable. Le nez et la gorge communiquent par un large hiatus : les sécrétions de ces cavités se confondent dans un infect mélange ; la respiration elle-même est oppressée ; l'écoulement du liquide gommeux est incessant ; la face se prend à son tour, les os et les muscles fondent et se liquéfient sous la marche incessante du fléau qui ne s'arrête que lorsqu'il a tout détruit de ce qui faisait notre orgueil et notre joie.

Combien coupable est notre soi-disant civilisation qui par sa fausse pudibonderie oblige ces malheureux à cacher les premiers symptômes de leur maladie comme le plus détestable forfait, les a empêchés par la crainte de la réprobation attachée à ce mal de se soigner lorqu'il était temps et n'a pas même pour eux un mot de commisération et de pitié lorsque, martyrs de ces misérables scrupules ils se consument dans des souffrances physiques et morales pires que les plus cruels supplices.

**Douleurs
ostéocopes**

Car il ne faut pas s'y tromper : la déformation des traits et des membres s'accompagne en outre de douleurs tellement atroces que Dante dans son enfer n'a pu en inventer de plus terribles. C'est ce qu'on appelle les douleurs ostéocopes. Si vous interrogiez un de ces malheureux damnés (il est impossible de leur donner un autre nom) il vous dirait qu'il lui semble qu'on lui enfonce un clou ou une vrille dans les os, dans la profondeur du crâne, qu'on lui broie les membres.

Mais ce ne sont pas seulement les os et les membres qui sont atteints à cette période de la syphilis. Parcourons tout le cycle de cette maudite affection.

Les gommes, les terribles gommes se développent et s'épanouissent dans d'autres organes. Le foie, les reins, le poumon, peuvent en être le siège et là le diagnostic est d'autant plus difficile à établir que l'organe est plus profondément situé.

Un médecin expérimenté, un spécialiste de ces maladies, l'y découvrira toujours et saura facilement le combattre avec des remèdes appropriés. Mais on juge quels dégats et quels désordres sont apportés dans les fonctions de ces divers appareils lorsqu'ils sont le siège de ces tumeurs, si on ne se hâte pas d'intervenir la maladie fait rapidement des progrès, les lésions deviennent irréparables et le malade meurt dans le marasme et la cachexie syphilitique.

**Gommes du
cerveau et de
la moelle**

Mais que dire des désordres accomplis quand la gomme atteint les centres nerveux, le cerveau et la moelle. Oh ! alors aucune langue humaine n'est capable d'exposer les douleurs, le désarroi et la terreur du malade qui sent sa chair mordue, dévorée par cette terrible pieuvre, ses nerfs dilacérés par cette hydre immonde, son intelligence s'émietter et disparaître sous les coups redoublés de ces impitoyables microbes qui ne respectent rien.

Tabès
Paralysie

Et alors c'est la déchéance finale, c'est le tabès avec ses douleurs fulgurantes, véritable brasier où la chair grésille, où les muscles se tordent, où la vue sombre dans la nuit éternelle, où le gâtisme dégoûtant clôt la série des accidents.

Ailleurs c'est la paralysie locale qui enlève le mouvement d'un bras, d'une jambe, ou de la moitié du corps et vous laisse infirme pitoyable en attendant qu'elle vous donne le dernier coup de grâce.

Paralysie
générale

Ailleurs encore, c'est la paralysie générale, c'est-à-dire la démence imbécile qui peu à peu supprime notre intelligence, obnubile notre cerveau et nous réduit à l'état d'animal immonde qu'on est obligé de nettoyer comme le plus vil des pourceaux.

Et qu'on ne croie pas que nous ayons noirci à plaisir le tableau de cette maladie. Combien n'avons-nous pas vu d'exemples encore plus terrifiants que ceux que nous décrivons. Et dire que tout cela est produit par l'incurie dans laquelle le malade s'endort bercé de cette illusion que sa jeunessse, sa force ou sa richesse le préserveront de cette complication. Quelle fatale erreur ! que nos lecteurs se rendent bien compte que le jour où le poison syphilitique est entré dans leur corps, s'est inoculé dans leur organisme, ils sont sous la menace constante des accidents que nous venons de passer rapidement en revue. Rien ne peut les sauver de l'échéance plus ou moins tardive.

On peut être
sauvé, car on
guérit la syphilis

Si, nous nous trompons ! Si, il y a un moyen, un seul : c'est, même lorsqu'ils ont les moindres doutes sur la nature de leur affection, à plus forte raison quand il se savent certainement atteints, de rejeter au loin cette fausse

pudeur qui fait dissimuler son état et d'aller consulter le médecin spécialiste pour aller se soumettre immédiatement à un
traitement énergique seul capable d'enrayer la maladie et
d'empêcher tout accident ultérieur de se produire.

Traitement et Guérison de la Syphilis

Dans le chapitre qui précède nous avons indiqué ce qu'est la syphilis et son évolution. Il nous reste à parler des traitements de cette terrible affection.

Le 606 est le meilleur remède
Nous plaçons en tête de tous les traitements essayés jusqu'à ce jour l'application du remède du professeur Ehrlich, le 606 ou Salvarsan.

Nous y consacrons un long chapitre, tant la question présente d'intérêt pour le malade atteint de syphilis et pour la société. En effet, après tous les essais tentés par les savants, il est désormais certain que, là où le mercure ne fait qu'atténuer et arrêter, durant le traitement les accidents syphilitiques, le 606 amène réellement !a guérison *s'il est appliqué scientifiquement.* Mais il est aussi certain qu'appliqué, vaille que vaille, par des ignorants de la méthode d'Ehrlich et sans autre souci que de tirer profit de son application, le 606 ne donne que des résultats analogues à ceux du traitement mercuriel.

Certaines expériences démontrent même que, dans certains cas chez lesquels il se produit une accoutumance au Salvarsan, cas, assez rares entre des mains exercées, fréquents au contraire entre celles de médecins ignorants de la méthode, il faut instituer un traitement spécial avant de terminer par une dernière cure de 606. Mais, nous le faisons de nouveau remarquer, la guérison est encore la règle.

Ceux qui faisaient du mercure adoptent le 606

Nos spécialistes syphiligraphes qui ont appliqué durant plus de vingt ans le mercure et l'iodure et tous les remèdes qui pouvaient aider ou remplacer l'ancien traitement, n'ont commencé à appliquer le 606 qu'après un voyage à Francfort et une étude approfondie de la méthode d'Ehrlich.

Appliqué scientifiquement à l'I.S.D.F., le 606 donne de merveilleux résultats. Plus de quatre mille guérisons (statistique d'août 1911) ont été enregistrées tant dans notre maison principale que dans nos succursales de province (1). C'est là une démonstration indiscutable de la valeur d'un tel traitement et aussi de l'expérience remarquable de nos spécialistes.

L'Institut Sérothérapique de France étant le premier établissement créé pour appliquer le 606 a toujours tenu à conserver son avance scientifique considérable sur les maisons qui se sont créées depuis peu

Nous pouvons résumer ainsi les propriétés remarquables du 606 :

Le 606 guérit radicalement la syphilis, mais à condition d'être appliquê scientifiquement.

Sa rapidité d'action est merveilleuse.

Il agit dans toutes les périodes de la syphilis même dans les cas où le mercure n'agit pas.

Il n'est nullement dangereux et n'a aucune action néfaste sur les yeux, ni sur les autres organes.

Nous renvoyons le lecteur pour l'étude des autres traitements anti-syphilitiques, à la suite du chapitre sur le 606 et la réaction de Wassermann, il y trouvera page 81 la valeur comparée des différents traitements contre la syphilis.

---

(1) A Marseille : 93, rue de Rome, à Lyon : Institut Saint-Louis, 105, Grande-Rue de la Guillotière, 105.

INSTITUT SÉROTHÉRAPIQUE DE FRANCE

96, Rue de Rivoli, Paris

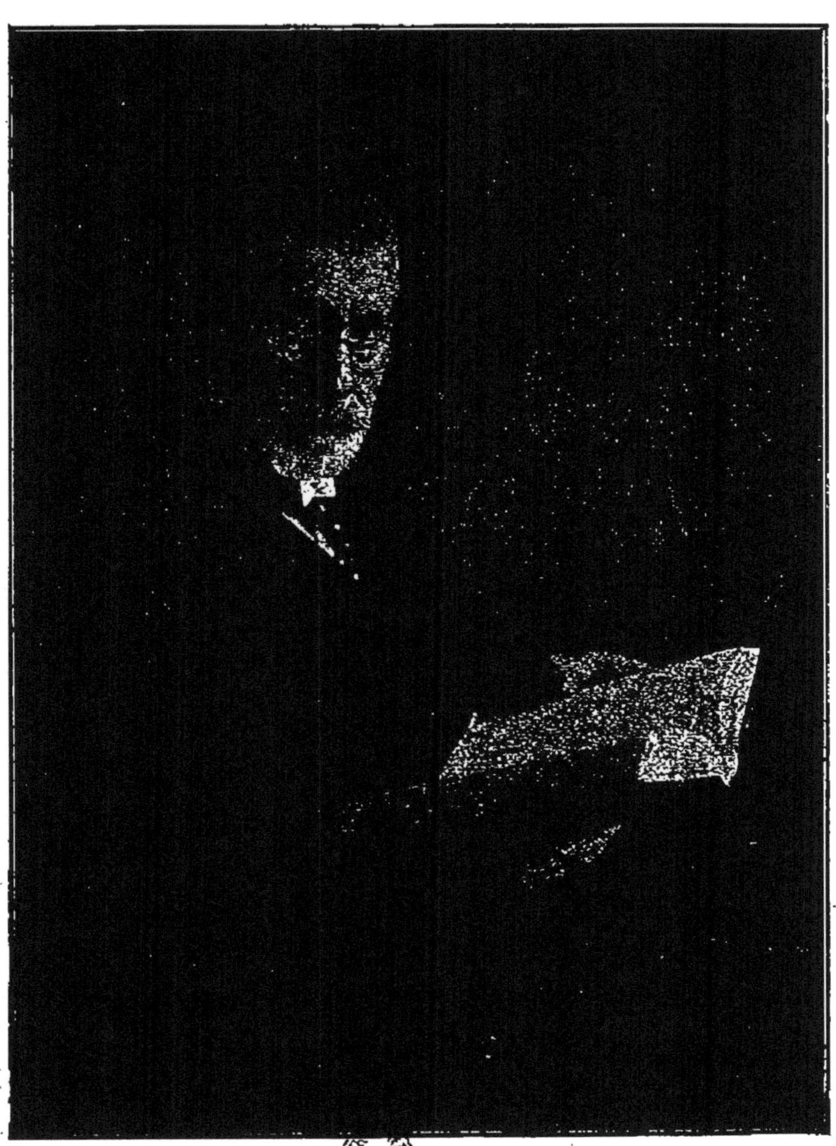

PORTRAIT DU PROFESSEUR EHRLICH

Le 606 (Salvarsan)

Une Annonce émotionnante
Dans les premiers mois de 1910, les grands quotidiens annonçaient une nouvelle sensationnelle. Un savant venait de découvrir la guérison radicale de la syphilis.

Comme tous les travaux de génie, cette découverte fut accueillie avec méfiance. Comme Pasteur annonçant la découverte des microbes, Ehrlich proclamant la guérison de l'avarie fut critiqué et presque traité d'imposteur. L'appellation numérique même du nouveau remède (606) fut tournée en dérision et il suffisait que son inventeur fut allemand pour qu'on le prit en suspicion.

Cependant, on tentait des expériences ; des savants français, des médecins émotionnés à juste titre par les résultats obtenus partirent pour Francfort auprès du maître. Ils en revinrent enthousiasmés et criant à leur tour victoire.

Dans le monde médical, une sorte de lutte s'ouvrit entre les partisans de l'ancienne méthode mercurielle et ceux du nouveau remède, lutte qui, chez les savants fut impartiale, et qui tourna au profit du 606.

Tout le monde d'accord
Aujourd'hui, tout le monde est d'accord, le calme s'est établi. Devant des faits indiscutables et des résultats qu'en toute sincérité il faut déclarer merveilleux, les anciens ennemis du 606 sont devenus ses partisans, tout le monde savant reconnaît sa valeur.

Mais si le remède d'Ehrlich a encore quelques ennemis, ils sont peu nombreux. Ce sont ceux qui exploitent la vente de produits mercuriels et qui se voient aujourd'hui menacés dans leur trafic. Les impartiaux, tout en accordant au mercure sa juste valeur, ont reconnu dans le 606 un bienfait pour l'humanité et n'ont pas hésité à l'étudier, puis à l'appliquer. C'est ainsi que les spécialistes syphiligraphes de l'Institut Sérothérapique de France, qui avaient soigné leurs malades depuis plus de 20 ans par le mercure et l'iodure, se sont ralliées à la nouvelle méthode parce que, de même que tous les autres, ils ont pu comparer les résultats obtenus.

Pendant longtemps, les spécialistes de l'Institut Sérothérapique de France ont suivi les expériences d'Ehrlich et sont restés en correspondance avec lui, cela explique leur avance sur des confrères qui n'ont ni leur expérience ni le savoir nécessaire à l'application du 606.

Un fait reste donc désormais acquis, comme le sérum de Roux, le 606 est un bienfait social.

Découverte du 606

La découverte du 606 n'est pas le résultat d'un heureux hasard, elle est le fruit d'un labeur considérable. Son inventeur le professeur Ehrlich, était déjà connu dans le monde scientifique pour la découverte de certaines matières colorantes permettant la différenciation des microbes entre eux ; la microbiologie, grâce à Ehrlich avait déjà fait d'utiles conquêtes. C'est en étudiant l'action des composés organiques arsénicaux sur les microbes qu'Ehrlich, fit une remarque générale. Plusieurs savants avaient déjà étudié des composés arsénicaux dont l'action sur la syphilis était évidente ; mais ces composés avaient tous des inconvénients et, dans certains cas, pouvaient causer la cécité.

Une remarque d'Ehrlich

Ehrlich remarqua qu'en partant de l'atoxyl on obtient des composés arsénicaux organiques qui pouvaient être divisés en deux classes. L'une comprenant les composés dans lesquels

la molécule arsénicale contient, fixé sur elle de l'oxygène.
C'est parmi ceux-ci que se range l'acide oxyamidophénylarsinique.

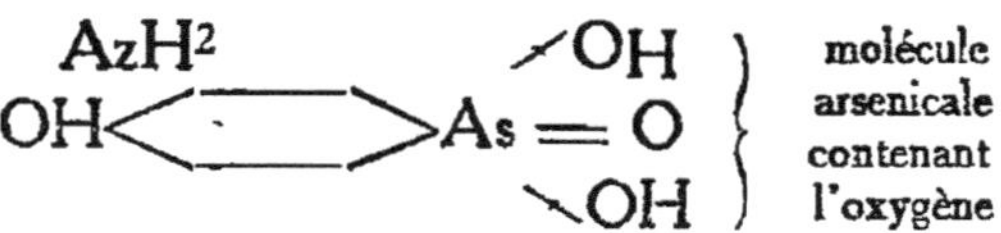

L'autre comprenant ceux dans lesquels il n'y a pas d'oxygène fixé sur la molécule d'arsenic (arsénoïques). Le 606 qui fait partie de celle-ci a pour formule fondamentale :

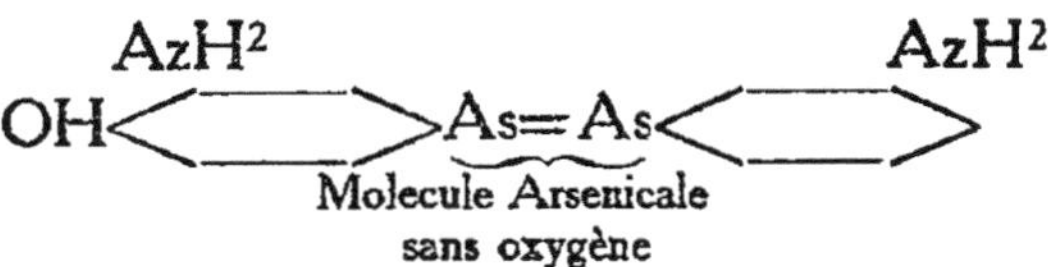

Or, tandis que les premiers n'ont qu'une action faible sur les spirilles (classe de microbes dont le tréponème fait partie) et sont toxiques, les seconds ont une action considérable sur les spirilles et ne sont pas toxiques.

Ehrlich laissa donc de côté les premiers et s'adonna à l'étude des seconds. Il partit du trypanblau de Mesnil et du trypanrot et arriva à cette autre conclusion qu'il fallait introduire des radicaux amides en position ortho par rapport à l'oxhydrile pour obtenir le pouvoir thérapeutique maximum. Il étudia un nombre considérable de composés arsénicaux. Déjà l'arséno-phénylglycine était le 418e. Enfin il arriva au dioxydiamidoarsénobenzol qui fut le **606e** et le sel chlorhydrique de ce corps fut appelé pour cela 606.

Formule du 606 La véritable formule du 606 est donc : diochlorhydrate de dioxydiamidoarsénobenzol.

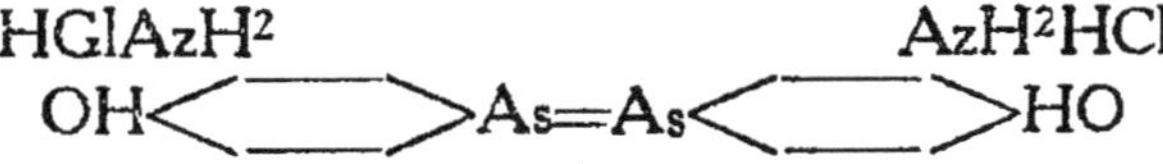

Le 606 ou Salvarsan, est livré au commerce dans des ampoules de verre dans lesquelles on a fait le vide et qui portent la signature et le contrôle d'Ehrlich.

Pourquoi le 606 ne peut être employé qu'en injections et non par la voie digestive

Les sels arsenico-organiques sont, règle générale, assez instables. Dès qu'ils se trouvent en contact avec les produits des voies digestives ils subissent des transformations qui les rendent toxiques.

Déjà le cacodylate de soude, le plus connu des sels arsénico-organiques se décompose quand on l'absorbe par l'estomac, en pilules par exemple. L'odeur d'ail qu'ehxalent alors les malades est la preuve de cette décomposition. Aussi, si les doses employées étaient suffisantes, il y aurait empoisonnement.

Comme le 606, pour guérir la syphilis doit être employé à fortes doses, il produirait une intoxication si on l'administrait par l'estomac, en solution ou en pilules. (1)

Le Salvarsan ou 606 est une poudre jaune-clair qui se dissout très bien dans l'eau distillée mais avec une réaction franchement acide.

Injection en solutions acides

Cette faculté de dissolution a séduit quelques opérateurs, Duhot de Bruxelles en particulier, qui ont fait des injections de 606 simplement dissous dans de l'eau distillée. Ces injections étaient pratiquées dans les muscles des fesses. Malheureusement une douleur très vive se manifestait avec une acuité extraordinaire, quelque temps après l'injection et les patients devaient garder le lit durant huit à dix jours, condamnés à l'immobilité absolue.

Injections avec suspension neutre

Mais tout au début du 606, Wechselmann qui, avec Ehrlich, craignait l'action d'un sel acide, préférait neutraliser l'acidité à l'aide de la soude. On obtenait ainsi non plus une solution mais une suspension aqueuse de 606 qui

---

(1) La seule voie d'administration est l'injection intra-veineuse.

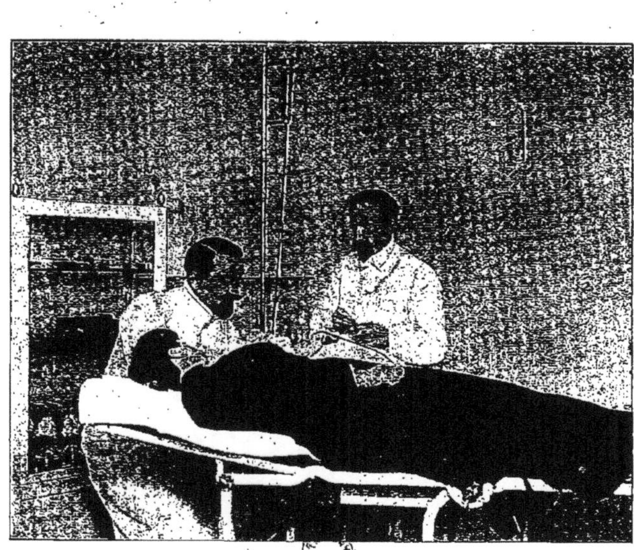

Une injection de 606

INSTITUT SÉROTHÉRAPIQUE DE FRANCE

96, Rue de Rivoli, Paris

avait l'avantge d'être neutre. La préparation était délicate et
l'injection assez difficultueuse. On pratiquait cette injection
dans les muscles de la région fessière ou entre les épaules,
mais alors sous la peau. La douleur revêtait un caractère
d'extrême acuité et devenait parfois intolérable. Cette douleur
n'apparaissait que vers le quatrième jour et persistait pendant quinze jours, parfois même cinq ou six semaines. Un
grave inconvénient de la méthode était souvent dans les injections sou-cutanées, la mortification de la peau et des tissus
environnants. Un autre inconvénient était la lenteur de l'absorption du 606 qui parfois même s'enkystait. Il se consti-
tuait ainsi des réserves d'arsneic dans l'organisme sans qu'on
puisse prévoir quand cet arsenic serait absorbé. Cela empê-
chait de faire de nouvelles injections et on restait encore sous
la menace de mortification future des tissus. Ces inconvénients
ont fait rejeter cette méthode de même que l'injection du 606
en injections huileuses (procédé Wolk et Kromayer).

Injections alcalines

Cependant. le 606 neutralisé par la soude a la propriété de se redissoudre dans un excès de cete base. On obtient ainsi le sèl :

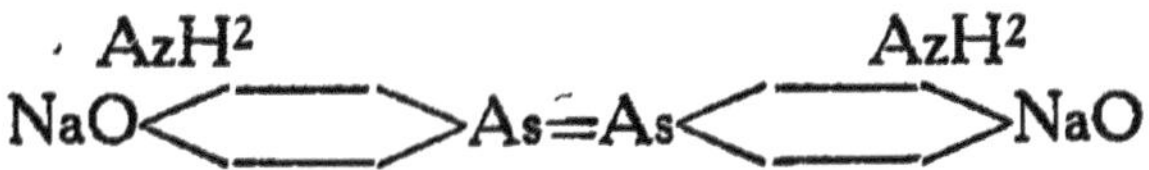

$$NaO\underset{AzH^2}{\diamondsuit}As=As\underset{AzH^2}{\diamondsuit}NaO$$

Nécessairement des essais furent encore tentés en employant cette solution alcaline. On l'injecta dans les muscles,
mais les douleurs occasionnées furent encore plus terribles
qu'avec les solutions acides, On abandonna donc ce procédé.

Injections intra-veineuse avec solution alcaline

Finalement on essaya d'injecter la solution alcaline fortement diluée, dans les veines. Le résultat fut des plus encourageants. Pas de douleurs, action rapide et générale puisque, en quelques minutes, le 606 est répandu dans tout l'organisme. C'est donc aux injections intra-veineuses qu'on a recours aujourd'hui.

Pourtant, la technique de ces injections a subi d'importantes modifications et des perfectionnements nombreux. On

ne s'entendait pas encore en avril 1911 sur les doses d'alcali qui devaient exister en excès dans la solution. M. Darier prétendait les proscrire et cependant les travaux de l'Institut Sérothérapique de France ont établi dès le 15 avril 1911 qu'il fallait un excès de soude pour éviter tout inconvénient.

Depuis, l'accord est fait sur la technique et on a adopté les doses de soude qui sont exactement celles que le Directeur des laboratoires de l'Institut Sérothérapique de France avait reconnu comme nécessaires ; de plus, en préparant le sérum avec de l'eau distillée fraîche, récemment préparée, comme on le fait au laboratoire de l'I.S.D.F., on évite toute fièvre.

Action rapide, plus de douleurs

On peut donc dire que désormais les injections intra-veineuses résument les progrès réalisés dans l'emploi du 606. Action rapide, absence de douleurs, tels sont leurs avantages.

Certes, il faut des précautions, une grande habileté, un dosage parfait des solutions, mais les spécialistes de l'Institut Sérothérapique de France et le directeur du laboratoire de cet établissement ont une expérience qui laisse loin derrière elle celle des imitateurs venus après lui.

Comment agit le 606

Voyons maintenant comment le 606 parvient à stériliser l'organisme. Son action est double. En premier lieu, il se fixe sur les spirilles et les tue. Ensuite, il fait naître dans le sang par son action sur les globules blancs, ce qu'on nomme des anticorps. Or, ces anticorps concourent eux aussi à la destruction des microbes et à donner un regain de vigueur aux globules rouges comme aux globules blancs : aux globules rouges qui arrivent à résister à des doses relativement fortes d'alcali, aux globules blancs dont la phagocythose se trouve en quelque sorte exaspérée. Cette double action explique pourquoi le 606 agit si vite, elle explique aussi certains phénomènes qui ont longtemps semblé contradictoires dans la réaction de Wassermann. (Voir le chapitre spécial page 75). Nous insistons ici sur ce fait d'une extrême importance pour le lecteur s'il veut saisir le mécanisme de la réaction de Wassermann. Le 606 produit dans l'organisme des anticorps destinés à détruire les tréponèmes, à la seule condition qu'il existe des tréponèmes ou des spirilles. Dans l'absence de ces microbes, les anticorps ne sont plus formés.

Premières expériences sur les animaux et sur l'Homme

Les premières expériences avec le remède d'Ehrlich furent faites par le Docteur japonais Hata sur des animaux auxquels on avait inoculé la syphilis. Les communications qu'il fit au congrès de Wiesbaden sont péremptoires. Avec une seule dose de 0 gr. 006 par kilo, les kératites interstitielles étaient guéries en 12 jours chez le lapin ; le chancre lui aussi, l'était dans le même temps. A la dose de 0 gr. 015, à 0 gr. 01 par kilog. d'animal, les tréponèmes disparaissent chez cet animal en 24 heures, alors qu'avec un autre produit, l'arsenophénylglycine à la dose élevée de 0 gr. 05 à 0 gr. 10 par kilo, la disparition s'effectue seulement au bout de 6 à 7 jours. De toutes les expériences, il résulte qu'aucun autre corps ne possède les propriétés du 606. Après avoir été essayé sur les animaux, le 606 fut essayé sur l'homme et voici ce qu'on remarqua ;

Rapidité d'action sur tous les accidents

La guérison de tous les accidents syphilitiques s'effectue avec une rapidité extraordinaire et sans insuccès. Aussitôt après l'injection du Salvarsan, les tréponèmes disparaissent des lésions en 24 ou 48 heures.

L'induration chancreuse fond comme par enchantement alors qu'elle met un temps considérable à disparaître avec tous les autres traitements,

Les ganglions diminuent de volume.

Les plaies les plus vastes, les syphilides les plus malignes sont transformées en quelques jours.

Les lésions des muqueuses sont influencées aussi heureusement que celles de la peau.

Le séro-diagnostic devient rapidement négatif et, si les doses ont été assez fortes et rapprochées convenablement, il

demeure négatif même après l'injsction d'épreuve. (Voir
Réaction de Wassermann page   ).

**Le 606 guérit
cs que le
mercure ne
guérit pas**

Dans toutes les affections syphilitiques ou
le mercure ne guérit pas en de longs mois de
traitements, le 606 guérit en une une quinzaine de jours.

A l'Institut Sérothèrapique de France, nous
pouvons déclarer que l'expérience acquise par
l'observation de plus de 3.000 malades au mois de juin 1911
nous donne une certitude profonde de guérison et nous pou-
vous ajouter que nous n'avons pas vu jusqu'ici un seul cas de
syphilis qui n'ait été influencé immédiatement par le 606.

**Action dans
la syphilis**

Passons à l'étude détaillée du Salvarsan
dans les diverses périodes de la syphilis.

**Actien sur
le chancre**

En quelques jours, le chancre est cicatrisé
Nous pourrions citer un grand nombre de cas.
Deux exemples suffiront :

N° 99. — Double chancre du fourreau datant de 12 jours.
L'examen à l'ultra-microscope montre de nombreux tréponèmes qui disparaissent 48 heures après la première injection.
Les autres injections sont effectuées à quelques jours d'intervalle. Guérison complète en 16 jours. Un mois 1/2 après, le
sérodiagnostic est négatif. Après l'injection d'épreuve, la
réaction de Wassermann demeurant négative, on est en droit
d'affirmer la guérison définitive.

N° 1.080. — Chancre de la lèvre supérieure datant de
2 mois. Roséole. Injection de 60 centig. de 606. Le 7e jour,
il n'y a plus de roséole. On continue les injections. Guérison en 16 jours.

**Action sur les
accidents de
la peau**

En 8 ou 15 jours, les accidents cutanés
secondaires sont effacés.

N° 1.084. — Syphilides corymbiformes des
jambes. Injection de 60 centig. de 606.
8 jours après, il ne reste plus qu'une légère

trace rouge à l'endroit où siégeaient les lésions. 15 jours après la fin du traitement il n'en reste plus trace. Un mois après réacction de Wassermann négative.

N° 1.086 — Syphilides palmaires et plantaires, 20 injections d'hectine n'avaient produit aucun effet. 1 gr. 40 de 606 en plusieurs injections les font disparaitre en 16 jours. Wasserman négative un mois 1/2 après.

N° 1.107. — Syphilides sur le visage, le dos et la poitrine chez une jeune femme. Guérison après 20 jours.

N° 1.460. — Syphilides des lèvres de la vulve épaisses très douloureuses, femme de 20 ans. Guérison complète en en 12 jours.

Action sur les plaques muqueuses

Mais, où la rapidité d'action du 606 se montre le plus vite, c'est sur les plaques muqueuses. Elles fondent en quelque sorte sous l'action du médicament, comme la neige sous le soleil. Nous avons vu disparaitre des plaques muqueuses en l'espace d'une nuit. Alors que le mercure n'a aucune action sur cet accident, le 606 réussit toujours, il est un spécifique extraordinaire.

N° 2.095bis — Plaques muqueuses dans la bouche. Roséole généralisée. A l'ultra-microscope, tréponèmes nombreux. Après la première injection, disparition des plaques muqueuses dans la nuit qui suivit. Roséole plus accentuée. Après la deuxième disparition, complète de la roséole. Guérison en 10 jours. Wassermann négative un mois 1/2 après.

N° 2235. — Plaques de dépapillation linguale, plaques muqueuses hypertrophiques de la vulve, nombreuses syphilides psoriasiformes des mains. Après quatre jours, disparition des plaques muqueuses. Guérison complète en 20 jours.

Le 606 arrêtera a propagation de l'avarie

Remarquons en passant que les plaques muqueuses constituent l'accident le plus contagieux de la syphilis. Ce sont les plaques muqueuses qui produisent à elles seules les deux tiers des cas de contagion. Le 606 constitue donc, au point de vue social un immense progrès. On peut affirmer que grâce à la généralisation de la méthode d'Ehrlich, la syphilis deviendra une maladie rare alors qu'elle est si fréquente aujourd'hui.

Dans la syphilis maligne, précoce où l'on voit les gommes multiples disséminées partout en remplacement de la roséole dans les rupia si déconcertants, le Salvarsan amène la guérison en très peu de temps, alors que le mercure est impuissant.

N° 2.528, — Gommes nombreuses aux jambes. Leucoplasie crevassée des joues. Guérison en 21 jours.

N° 2.475 — Rupia généralisé ayant résisté à 6 mois de traitement mercuriel. Plaies vastes et profondes. Guérison en 15 jours.

Action sur les accidents tertiaires

Les accidents tertiaires n'échappent pas a là merveilleuse action du 606 et cependant ils résistaient au mercure. Le tabès, les douleurs fulgurantes, les troubles de la miction, la leucoplasie, sont absolument tributaires du 66.0

N° 2.511. — Tabès. Lésions palmaires. Des doses de 0 g. 50 0 gr. 60 ont été injectées. Guérison des lésions en 14 jours.

N° 1.909. — Tabès et paralysie de la vessie. Après 25 jours de traitement, la vessie se vide facilement.

N° 2.025. — Tabès pris au début. (Etudiant en médecine). Réflexes à peine marqués, état général inquiétant. Après la deuxième injection, les réflexes sont très marqués. Après la troisième, les réflexes sont devenus normaux, Un mois après, Wassermann négatif. L'étudiant se trouve dans un état de santé florissant.

Ttaitement du nourrisson

Chez les enfants nés de parents syphilitiques, le 606 a une action merveilleuse. Cependant il faut, dans l'application du remède, agir parfois par des remèdes détournés.

Chez les nourrissons, nous avions pensé au début, comme Duhot d'ailleurs, à injecter du 606 à la mère qui allaitait l'enfant. Dans deux ou trois cas, le résultat fut merveilleux, dans d'autres cas, il ne le fut pas. Après avoir étudié la question, nous sommes arrivés à admettre l'hypothèse suivante que l'expérience a du reste confirmée. Si on injecte à une femme syphilitique du 606, il ne passe pas seulement dans le lait les anticorps curatifs engendrés par le 606, mais il passe en même temps des endotoxines, en quelque sorte les résidus des microbes détruits. Ces toxines, ces résidus contrebalancent l'influence des anticorps et parfois même exaspèrent la syphilis de l'enfant syphilitique qu'allaite la nourrice.

Du lait au Salvarsan

C'est pourquoi nous avons pensé à injecter du 606 à une chèvre parfaitement saine. Une injection lui est faite tous les huit jours et nous avons la joie de voir les nourrissons syphilitiques allaités au lait de cette chèvre guérir rapidement. Après huit jours d'un tel allaitement, plusieurs enfants aux traits tirés, à l'aspect vieillot ont repris une mine fraiche et rose et les croûtes qui garnissaient leur cuir chevelu ont disparu.

Chez les enfants, le traitement est le même que chez les adultes. De nombreux enfants présentant de l'iritis, des accidents oculaires qui les menacent de cécité ont été guéris. En voici un exemple remarquable.

N° 1.546. — Petite fille de cinq ans. Iritis double qui l'empêche de discerner les objets. Après deux injections, en 15 jonrs, l'œil est devenu normal et l'enfant distingue nettement les objets. Nous faisons remarquer que les parents justement inquiets avaient fait suivre à cette fillette un traitement mercuriel qui était resté sans aucune action.

Nous pourrions citer comme exemples de guérison, les quatre mille cas que nons avons déjà traités, mais il nous faut noter en quelques lignes les particularités du traitement et répondre aux détracteurs du 606.

Tout le monde d'accord sur l'action du 606

Après ce qui précède, nous sommes en droit d'affirmer que le 606 est un remède merveilleux dans tous les cas de syphilis. Nous ne sommes pas les seuls à affirmer son action indéniable. Ainsi que nous l'avons expliqué, au début, quelques savants avaient émis des doutes sur cette action. Désormais, devant les faits, devant le succès réel de la nouvelle médication, tous les savants rendent au Salvarsan cet hommage qu'il surpasse le traitement mercuriel en rapidité d'action et dans tous les cas.

Un témoignage éloquent

Le Docteur, Hallopeau, dont l'hostilité est notoire, a avoué à l'Académie de médecine (séance du 11 juillet 1911) qu'il n'y avait pas de remède meilleur que le 606 dans les périodes de généralisation de la syphilis. Un tel témoignage qui ne saurait être suspecté nous permet d'affirmer que le 606 est désormais le véritable remède contre l'avarie et que son action est rapide et sûre.

Non seulement le 606 a une action manifeste, mais encore pouvons affirmer qu'il guérit radicalement la syphilis.

Pourtant, ici, il faut s'entendre. Il ne suffit pas d'appliquer du 606 pour guérir la syphilis, il faut l'appliquer avec méthode et savoir contrôler son action et la guérison.

Merveilleux instrument de précision, le 606 exige des mains habiles pour obtenir le succès. Mal appliqué, c'est-à-dire sans la connaissance approfondie de son mode d'action et de certaines de ses propriétés, le 606 ne donne pas les résultats qu'il doit donner.

Il faut éviter la Mithridatisation

Il faut en effet éviter certains écueils dans l'emploi du 606 ; pour en donner un exemple nons citerons ce que nous appelons la Mithridatisation.

Tous les êtres vivants peuvent en effet s'accoutumer à un poison surtout quand ce poison est ingéré par petites doses répétées souvent. Le roi Mithridate de l'antiquité s'était ainsi accoutumé à l'arsenic au point qu'il lui fut impossible de se suicider plus tard avec une dose énorme de ce poison. Les microbes, les tréponèmes surtout, subissent mieux que tous les autres êtres la Mithridatisation et arrivent à résister à des doses énormes de 606 quand ce traitement a été mal conduit au début.

C'est pourquoi nous voyons venir à l'I.S.D.F. tant de malades ayant été traités ailleurs au 606 et qui n'ont pas été
guéris. Ils ont été mithridatés. Dans ce cas nous devons instituer un traitement capable de les démithridater et ensuite nous
les guérissons par des doses convenables de 606. Cela
montre la valeur de ces traitements appelés *traitements à bon
marché par leurs auteurs.*

La question des doses est en effet capitale dans le traitement par le Salvarsan, et comme elles doivent varier suivant le
malade à traiter, suivant le degré de son affection, il faut
recourir au spécialiste ayant une grande expérience pour avoir
toutes chances de succès.

**Un avis
d'Ehrlich**
Dans une de ces conférences, le professeur
Ehrlich a dit : « Les résultats du traitement
dépendent de la posologie : de petites doses
produisent un certain effet, mais jamais de stérilisation complète, si l'on employait des doses plus fortes, cette
stérilisation serait complète. »

Or, pour pouvoir injecter des doses massives aux malades,
il faut non seulement avoir une technique impeccable mais
encore effectuer les solutions de 606 de telle façon qu'elles
évitent les intoxications. A l'Institut Sérothérapique de [France
des recherches de laboratoire ont permis d'obtenir dans du
sérum des solutions de 606 telles que les doses élevées ne
donnent aucun malaise aux malades. Nous sommes donc les
mieux placés pour obtenir la stérilisation suivant les préceptes
d'Ehrlich.

Un dilemne
Celui qui applique le 606 sans expérience,
sans méthode est donc pris entre deux inconvénients : ou bien il fera des injections faibles
(surtout s'il fait du 606 à bon marché !) et alors il milthridatera
ses malades, ou bien il fera des grosses doses et alors il arrivera
à des intoxications. Nous savons qu'entre ces deux maux ce
médecin-là choisira les petites doses et ne guérira pas son malade. Les rechutes consécutives au traitement par le 606 n'ont
pas d'autres origines.

<table>
<tr><td>Un moyen de
contrôle</td><td>Le succès dépend aussi du contrôle, effectué le plus souvent possible sur l'action du 606 durant le traitement. Or, il faut pour cela effec-tuer soi-même la réaction de Wassermann. Ce</td></tr>
</table>

moyen d'investigation permet en effet de suivre pas à pas l'action du 606. Il permet enfin, après une dernière injection d'épreuve, de contrôler, d'affirmer la guérison. Comme cette réaction de Wassermann joue un rôle capital dans le traite-ment par le Salvarsan, nous lui avons consacré un chapitre spécial (voir page 75) dans lequel nous expliquons son méca-nisme et réfutons les objections que certains esprits aussi peu scientifiques que peu scrupuleux ont formulé contre elle.

Mais il est évident que le spécialiste qui voit s'effectuer cette réaction devant ses yeux et durant tout le traitement, sera merveilleusement renseigné sur les effets qu'il produit tandis que celui qui se contente d'envoyer analyser du sang et de constater une réaction positive ne saura pas si son traite-ment vaut quelque chose. Il faut donc que le spécialiste soit doublé d'un chimiste. Cela montre combien sont vains les efforts tentés par des médecins ordinaires voulant appliquer le 606, sans avoir un laboratoire toujours très dispendieux.

Dès sa créetion l'I.S.D.F. a fait d'énormes sacrifices pour monter un laboratoire modèle qui est placé sous la direction d'un chimiste-biologisie. C'est dans ce laboratoire où se font toutes les analyses que le spécialiste traitant voit s'ef-fectuer les réactions de Wassermann, il se rend compte aussi de la marche de son trsitement qu'il dirige alors avec une sûreté remarquable. Nous le répétons donc, nos spécialistes suivent la méthode d'Ehrlich et guérissent radicalement sans ennui.

<table>
<tr><td>Le 606 guérit
radicalement</td><td>Car le 606 guérit réellement et radicale-ment la syphilis ainsi que nous venons de le dire et des preuves existent qui le démontrent.</td></tr>
</table>

Un grand professeur syphiligraphe a dit que la plus grande preuve de guérison de la syphilis serait une

seconde syphtlis survenue après la première. Il voulait dire
par là qu'un sujet syphilitique ne peut contracter de nouveau
la syphilis à moins d'être déjà guéri.

Des preuves Or, à la séance du 16 décembre 1910. à
la Société médicale des hôpitaux, le Docteur
Millian a cité et présenté un cas d'une telle
guérison, Un nommé B..., âgé de 30 ans avait en effet con-
tracté de nouveaux chancres syphilitiques trois mois après le
traitement au 606.

A l'Institut Sérothérapique de France, le n° 1.645 âgé de
trente-neuf ans, guéri d'un chancre syphilitique (qui présentait
à l'ultramicroscope de nombreux tréponèmes) et d'une roséole en février 1911 est revenu le 1er août 1911 porteur d'un
nouveau chancre et de roséole qui ont été guéris depuis par un
nouveau traitement.

Une autre preuve de guérison réside dans la réaction de
Wassermann effectuée en réaction d'épreuve et qui doit resté
négative. Nous verrons plus loin ce qu'est la réaction de
Wassermann et comment elle est la preuve de la guérison.

**Le 606 est-il
dangereux** Il nous reste à détruire une légende répan-
due dans le public surtout par ceux qui ont
intérêt à rester ennemis du 606 et parmi lesquels on s'étonne de trouver encore des médecins.

On a prétendu que le 606 était dangereux, qu'il avait causé
des morts ! On a répété qu'il avait causé des cas de cécité !
Il résulte d'enquêtes minutieuses que les quelques cas de mort
qu'on imputait au Salvarsan ne sont pas à mettre au compte
du produit. Au début on a appliqué le 606 à des mourants
espérant les sauver, leur mort ne saurait donc être le fait du
606, N'a-t-on pas aussi prétendu dans certain hopital de Paris
avoir vu de nombreux cas de mort par le 606 alors qu'après
enquête il n'était jamais entré un seul tube de Salvarsan dans
cet hôpital ! Cela montre de quel poids sont de telles asser-
tions,

Quant à l'action du 606 sur les yeux, elle n'existe pas. Une confusion regrettable à tous points de vue a fait rejeter sur le produit d'Ehrlich des cas d'amaurose que l'on a constatés pour l'atoxyl et l'arsacétine. Cependant en septembre 1910 Ehrlich avait déjà reçu plus de 8.000 observations de médecins et sur ce nombre aucun cas d'amaurose ne lui était signalé. Depuis cette époque, plus de 100.000 malades ont été traités sans qu'aucun accident de la vue ne soit remarqué.

Mais non seulement le 606 n'est pas dangereux pour les yeux, bien plus. il permet de guérir des lésions oculaires très tenaces. Le 15 juin 1911, MM. Janselme et Coutela ont cité le cas d'une malade atteinte de papillo-rétinite. Le mercure n'avait absolument aucune action, les accidents s'aggravaient l'affection était rebelle. Après deux injections successives de 606 tous les accidents oculaires et autres disparurent.

A l'I.S.D.F. sur près de quatre mille malades traités 68 cas de lésions oculaires ont été étudiés tout particulièrement, et tous, loin de donner des complications, ont été guéris en peu de jours. L'iritis et la diplopie, même chez les enfants herédo-syphilitiques. disparurent après trois injections bien dosées et suffisamment rapprochées. Loin donc d'être dangereux pour les yeux, le 606 est un remède sûr et rapide.

Une dernière remarque trouve encore ici sa place : Les partisans acharnés du mercure ou ceux qui en vivent ont dit et répété que le 606 ne guérissant pas occasionnait des rechutes alors que le mercure guérissait et ne donnait aucune rechute. Il nous est facile de répondre à cela que les naissances d'enfants syphilitiques (bien que leurs parents aient été traités au mercure) sont le plus cruel démenti qu'on puisse leur donner, Au contraire les enfants de syphilitiques traités par le 606 naissent sans aucune tare syphilitique. Les femmes enceintes traitées par le mercure faisaient presque toujours une fausse couche ; traitées par le 606 les femmes enceintes accouchent à terme. Nous n'avons pas besoin, il nous semble d'insister davantage sur ce point,

La Réaction de Wassermann

Comme le lecteur pourra s'en rendre compte
à la lecture de ce court exposé, la réaction de
Wassermann est compliquée et pleine de difficultés. Il faut une grande expérience des opérations biologiques et chimiques pour qu'elle ait toute sa valeur et puisse témoigner réellement de la guérison de la syphilis.

Une analyse délicate

L'Institut Sérothérapique de France n'a reculé devant aucun sacrifice pour acquérir l'outillage le plus perfectionné, qui est exactement celui de l'Institut Pasteur.

L'auteur de cet exposé qui a travaillé longtemps dans les laboratoires des hopitaux de Paris, doit s'excuser auprès du lecteur d'employer des mots techniques. Cependant ces mots scientifiques offrent une précision remarquable et il suffira de les bien définir pour que leur emploi paraisse tout simple.

Quelques uotions ndispensables

Toute substance vivante ou non, produit chimique ou physiologique, (cellule, microbe, toxine, alcaloïde, etc,) qui pénètre ou qu'on injecte dans les tissus ou dans le sang d'un animal est nommé *antigène*.

Antigène

Cet anrigène que nous venons de définir, une fois entré dans le courant circulatoire de l'animal, provoque une réaction dont le résul-

Anticorps

tat est la formation d'un produit physiologique desiiné à détruire cet antigène, à le solubiliser pour l'éliminer. Ce produit physiologique capable de dissoudre l'antigène est nommé *anticops*. Donc *l'anticorps est destiné, dans l'organisme à détruire l'antigène,*

Un exemple à retenir

Prenons un exemple : soit un lapin *ordinaire*. Recueillons son sang et le sérum de son sang. Si nous plaçons ce sérum dans un vase et que nous y ajoutions des globules rouges de sang de mouton, nous voyons des globules rester intacts.

Lapin anti-mouton

Mais si nous prenons du sérum, non plus à un lapin ordinaire, mais à un lapin auquel on aura, tous les dix jours, injecté des globules de sang de mouton, les choses sont toutes changées. Nous avons formé par *l'antigène injecté (globules de sang de mouton)* un anticorps capable de dissoudre ces globules. Or, en recueillant du sérum de ce lapin dans un verre et en y ajoutant des globules de sang de mouton, on les voit fondre, se dissoudre comme du sucre dans de l'eau. Le lapin dont le sérum a acquts cette propriété est nommé lapin anti-mouton.

L'anticorps est spêcifque de l'antigène

Mais l'anticorps ne peut pas dissoudre un autre corps que l'antigène qui lui a donné naissance. En effet, le sérum du lapin *anti-mouton* mis en contact avec des globules de sang *de bœuf* ne les dissout pas. Réciproquement un lapin *anti-bœuf* (c'cst-à-dire injecté avec des globules de sang de bœuf comme antigène) ne dissolvra pas les globules de sang de mouton.

Autre exemple

Si l'on prend du sérum provenant du sang d'un malade atteint de choléra (ici le *microbe du choléra* est l'antigéne qui a pénétré dans l'organisme) ce sérum dissolvra des vibrions cholériques (microbes du choléra) que l'on peut obtenir par culture.

Mais ce sérum ne dissolvra pas les microbes de la fièvre typhoïde (bacille d'Eberth).

Antigène syphilitique Enfin le sérum de sang de syphilitique (ici l'antigène est le tréponème qui s'est introduit dans l'organisme) dissolvrait les microbes de la syphilis si l'on pouvait en obtenir par culture. Ne pouvant les obtenir, on se sert de foie d'enfant syphilitiqne mort-né, tissu riche en tréponèmes.

Ambocepteur Le sérum contenant un anticorps, que ce soit celui du lapin ou celui du malade syphilitique est nommé ambocepteur. Il y a donc ambocepteur anti-mouton et amboceptcur anti-syphilitique.

Serum inactivé Cependant si on chauffe à 56° pendant une demi-heure le sérum d'un lapin anti-mouton, on remarque qu'il ne dissout plus son antigène (globules de sang de mouton). On dit que ce sérum est *inactivé*.

Complément Mais, si l'on ajoute à ce sérum chauffé, *inactivé*, du sérum non chauffé provenant du sang d'un mammifère quelconque. On voit les globules de sang de mouton se dissoudre à nouveau. C'est donc que la chaleur avait détruit dans le sérum une substance qui se trouve chez tout mammifère et qui est nécessaire, indispensable, pour que l'anticorps agisse sur l'antigène. Cette substance qui existe ehez tout animal est nommée *complément*. Pour l'obtenir on prend ordinairement du sérum de sang de cobaye.

Technique En possession de ces données, nous pouvons maintenant saisir le mécanisme de la réaction de Wassermann.

Dans un tube de verre, par des essais assez nombreux, on détermine quelle quantité exacte de sérum de lapin anti-mouton et quelle dose exacte aussi de complément (sérum frais de cobaye) il faut pour dissoudre exactement une quantité fixe de globules de sang de mouton. Dans ces conditions *si la moindre quantité de complément était enlevée, les glo-bules de sang de mouton ne seraient pas entièrement dissous.*

D'autre part, si dans un tube on met de l'antigène syphi-litique et du sérum de sang de syphilitique inactivé (chauffé à 56ᵉ), pour que l'antigène soit attaqué, il lui faudra du complément (lequel manque ici).

Or, mélangeons les deux tubes. Il se passera de deux choses, l'une :

Réaction négative

Ou bien le malade n'est pas syphilitique, Alors le sérum anti-mouton trouvera toute la quantité de complément qui lui est nécessaire et les globules seront entièremeut dissous, On dit que l'hémolyse est complète, et la *réaction négative*.

Réaction positive

Ou bien le malade est syphilitique. Alors le sérum de ce malade devant agir sur l'anti-gène syphilitique, prendra une partie du com-plément. Dans ces conditions le sérum anti-mouton n'ayant pas toute la quantité nécessaire de complé-ment, les globules de sang de mouton ne seront pas dissous totalement. Dans ce cas, l'hémolyse est incomplète et la réaction *positive*.

Première remarque

Si le lecteur a bien saisi le mécanisme de la réaction de Wassermann, il a pu voir que cette réaction pent indiquer toute une gamme entre le positif absolu et le négatif parfait.

La réaction est plus ou moins positive suivant que l'hémo-lyse est plus ou moins complète, Or, cette remarque a une importance capitale au point de vue du traitement.

Elle permet de suivre pas à pas l'action du 606 sur le malade syphilitique, d'assister en quelque sorte aux progrès de la médication. On peut même, avec un œil exercé, cons-taté la mithridatisation dont nous avons parlé.

On comprend donc qu'à l'I.S.D.F. où les spécialistes suivent les réactions effectuées au laboratoire, ils aient leur science éclairée constamment et marchent à coup sûr vers une

guérison définitive. On voit aussi qu'un médecin dépourvu
de ces avantages ne peut guérir que par le simple fait du
hasard.

Deuxième remarque capitale

Dans le mécanisme de la réaction de Wassermann, on remarque encore ceci : ce sont les anticorps de l'organisme qu'elle met en évidence et non pas les microbes ni leurs produits. En outre, d'après ce que nous avons dit page 64, le 606 injecté dans le sang, à condition qu'il y ait encore des tréponèmes (antigène) centuple mille fois la production des anticorps de l'organisme.

Eh bien, ces deux remarques que nous venons de faire nous permettent d'expliquer 1° les soi-disantes anomalies de la réaction, 2° comment cette réaction de Wassermann peut être la preuve absolue de la guérison définitive.

Soit un sujet traité, une réaction de Wassermann est effectuée avec son sang et trouvée négative, que doit-on conclure ? La conclusion doit-être celle-ci : il se peut que le sujet soit guéri, mais il se peut aussi qu'il reste dans son organisme une trop faible quantité d'anticorps (un millionième de milligramme par exemple), provenant de quelques tréponèmes enkystés, pour que la réaction donne un signe positif.

Mais alors s'écrieront les ennemis du 606 et de la réaction de Wassermann, vous voyez que votre réaction est en défaut et que votre 606 ne guérit pas !

Réaction d'épreuve

Patience ! Ecoutons la science et, à ce malade que d'autres considéreraient comme guéri, nous injecterons du 606, puis nous prendrons quelques jours après de son sang pour effectuer une nouvelle réaction de Wassermann. Que va-t-il se passer ?

Toujours de deux choses l'une : s'il reste quelques tréponèmes, ou même seulement des tréponèmes morts, ils agiront comme antigène et là il y aura, sous l'influence du 606, production considérable d'anticorps, La réaction de Wassermann qui met ces anticorps en évidence sera cette fois fortement positive.

Preuve indéniable de guérison

Ou bien il n'y a plus aucun tréponème dans le sang du sujet. Devant l'absence d'antigène, le 606 ne pourra exciter l'organisme à la production d'anticorps. Alors la réaction de Wassermann qui était déjà négative restera cette fois encose négative et notre conscience, d'accord avec notre science, nous permettra d'affirmer la guérison.

Ce qui précède nous permet encore de répondre à l'argument que font valoir les ennemis du 606 contre la réaction de Wassermann. Ils prétendent que cette réaction est souvent positive chez des personnes non syphilitiques et aussi négative parfois chez des sujets réellement syphilitiques.

Pour le premier argument nous croyons à des défauts de technique pour qu'un résultat soit positif chez des personnes saines, pour le second (et même pour le premier) nous savons que jamais la réaction de Wassermann *effectuée en réaction d'épreuve* ne s'est trouvée en défaut.

La réaction de Wassermann reste donc un merveilleux procédé et de contrôle. Mais comme tout instrument de précision elle exige de celui qui s'en sert une connaissance parfaite et de ses lois et de sa technique, toutes choses qui ne se trouvent ordinairement pas chez les détracteurs du 606 qui sont, la plupart, de parfaits ignorants. (1)

---

(1) Au moment de l'impression de ces lignes nous lisons dans *Paris Médical*, sous le titre " La réactivation biologique de la réaction de Wassermann ", un chapitre du Docteur Milliam qui non seulement est partisan de la réaction d'épreuve, mais encore est d'avis qu'elle est le moyen le plus sûr du diagnostic de la syphilis.

Différents Traitements de la Syphilis

Traitement mercuriel

Le plus connu des traitements contre la syphilis est certainement le traitement mercuriel. Ce traitement a sa valeur et nos spécialistes qui l'ont appliqué plus de trente ans savent en tirer des effets aussi remarquables que la méthode permet de les obtenir. Malheureusement, le mercure doit être employé durant des années pour obtenir la disparition des accidents et non pas la guérison de la maladie, qui n'est qu'atténuée. Encore faut-il avouer que certains accidents sont rebelles à l'action du mercure qui ne retarde pas même leur évolution. L'iodure de potassium heureusement vient en aide à la thérapeutique mercurielle, surtout dans les accidents tertiaires, mais la guérison n'est jamais définitive.

Le mercure s'emploie en frictions, en pilules, en injections intra-musculaires, souvent très douloureuses. On administre rarement ses sels en injections intra-veineuses.

Le traitement n'est pas toujours dépourvu d'inconvénients. Bien des malades ne peuvent le supporter. C'est pourquoi les spécialistes et les savants cherchaient toujours une médication meilleure. On combina le mercure avec de nombreux corps minéraux sans obtenir une action thérapeutique meilleure.

Métaux lourds

Tour à tour furent employés les sels d'argent, d'or ou de platine, car tous les métaux lourds ont une certaine action sur la syphilis.

les résultats étant inférieurs à ceux que donnent le mercure, on orienta les recherches vers un autre produit : l'arsenic.

Les essais promirent la réalisation des meilleures espérances.

Sels arsenicaux Les sels minéraux de l'arsenic furent employés les premiers. On combina l'arsenic avec le mercure, avec l'iodure de potassium, sans résultats appréciables. L'*arséniate de soude* AsO^4Na^2H fut le premier à mériter quelque attention, M. Milian se distingua dans l'emploi de ce médicament mais il le délaissa aussitôt que d'autres sels de l'arsenic parurent plus énergiques.

Cacodylate de soude C'est alors que les savants pensèrent aux combinaisons organiques de l'arsenic. Le *cacodylate de soude* fut le premier employé. Cependant, bien qu'indiscutable, son action n'était pas assez énergique et aux doses nécessaire, pour une guérison douteuse, il aurait été toxique.

L'*arrhénal*, sel de soude de l'acide méthyl-arsinique

Arrhénal

$$CH^3 - As = O \begin{cases} OH \\ OH \end{cases}$$

vient ensuite ayant eu quelque vogue comme l'*enésol* (salicy-larsinate de mercure) mais l'*atoxyl*, anylarsinate de soude, sel de

Atoxyl

$$AzH^2 - C^6H^4 - As = O \begin{cases} OH \\ OH \end{cases}$$

vient le remplacer. Il guérissait rapidement certaines lésions et on croyait arriver à la stérilisation quand on s'aperçut qu'aux doses nécessaires, il rendait aveugle.

En Angleterre, on essayait encore un composé de l'arsenic ; la *Soamine*, tandis qu'Ehrlich obtenait déjà des résultats remarquables avec l'*arsacétine* :

Arsacétine
$$CH^3 - Co - AzH - C^6H^4 - As{=}O{\Big\langle}^{OH}_{OH}$$

et l'*arsénophénylglycérine*, quand apparut l'*hectine* de Moneyrat lancée par le Docteur Hallopeau. C'est un Bensolsulfone-paraminophénilarsinate de soude :

Hectine
$$C^6H^5 - SO^2 - AzH - C^6H^4 - As{=}O{\Big\langle}^{OH}_{OH}$$

Des contre-indications existaient dangereuses avec l'hectine, même combinée au mercure sous le nom d'*Hectargyre*. C'étaient la névrite optique, les troubles de l'ouïe, etc. Malgré son succès, dû surtout au docteur Hallopeau, l'*Hectine* rivalisait à peine avec le mercure lorsque apparut le 606 d'Ehrlich (Salvarsan) dont nous avons parlé longuement page 57.

A l'heure actuelle deux traitements restent donc seuls en présence : l'antique mercure et le 606 ou Salvarsan.

Puisque nous avons consacré un chapitre spécial à ce dernier, nous y renvoyons le lecteur.

S'il est un jour démontré que des cas peuvent exister demandant la combinaison des deux traitements pour un plus rapide succès, les spécialistes de l'Institut Sérothérapique de France trouveront dans leur vieille expérience de tous les traitements, ainsi que dans les recherches du laboratoire, le guide sûr qui leur fera employer le moyen le plus rapide de guérison.

APPAREIL GÉNITO-URINAIRE DE L'HOMME

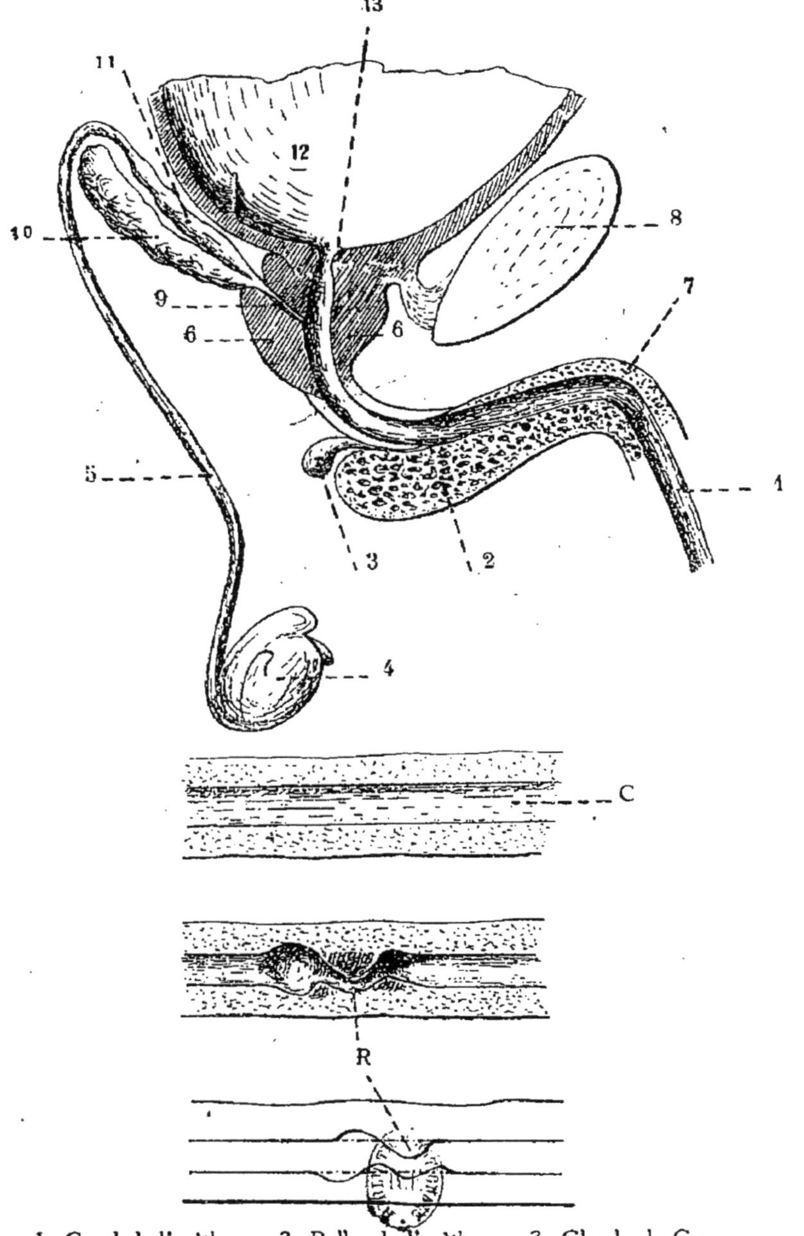

1, Canal de l'urèthre — 2, Bulbe de l'urèthre — 3, Glande de Cowper
4, Testicule — 5, Canal déférent — 6, 6 Prostate, — 7, Bulbe de l'urèthre
8, Symphyse pubienne — 9, Canal éjaculateur — 10, Vésicule séminale
11, Canal déférent — 12, Vessie — Col de la vessie
C. Canal Normal — R. Rétrécissement

Maladies des Organes Génito-Urinaires

Nous allons consacrer un chapitre aux maladies des organes génitaux et des voies urinaires. Ces maladies sont fréquentes chez l'homme et la femme de notre époque. Sans chercher la raison de cette fréquence, nous allons seulement indiquer les causes immédiates de ces affections, leurs signes, leurs effets et leurs traitements.

Nous étudierons ces maladies chez l'homme d'abord, chez la femme ensuite. Car si les maladies des organes génito-urinaires peuvent avoir souvent la même origine chez les deux sexes, il n'en est pas moins vrai que la conformation différente des organes fait que les symptômes, l'évolution et le traitement diffèrent absolument chez l'un ou chez l'autre. Il nous faut donner au lecteur quelques notions rapides d'anatomie, nécessaires pour qu'il puisse saisir toutes les conséquences que peuvent avoir les maladies d'un organe génito-urinaire vis-à-vis des autres organes avec lesquels il est en rapport. On comprend facilement qu'une uréthrite, inflammation du canal, de l'urèthre, si cette maladie est laissée à elle-même, puisse envahir la prostate, gagner la vessie et même les reins, amenant ainsi les pires complications.

Quelques notions d'Anatomie

L'urèthre est un canal qui chez l'homme, va de la vessie à l'extrémité de la verge, et chez la femme, de la vessie au méat qui se trouve au-dessus de l'entrée du vagin. Chez l'homme, c'est par ce canal que s'écoule l'urine venant de la **vessie**, et le sperme qui vient des canaux éjaculateurs, lesquels débouchent dans l'urèthre au niveau de la prostate.

Chez la femme l'urèthre ne sert qu'au passage de l'urine. D'après ce qui précède, on voit qu'on ne peut guère, du moins chez l'homme, et nous le verrons même chez la femme, parler des organes génitaux sans les associer aux organes urinaires, car les relations qui unissent les uns aux autres sont très étroites.

En partant de la vessie, l'urèthre, chez l'homme, franchit une glande qu'il traverse de part en part, et qui porte le nom de prostate. Cette glande joue un rôle considérable dans les affections que nous allons décrire et il était très important de montrer au lecteur sa position par rapport à l'urèthre qu'elle entoure complètement.

Abordons maintenant brièvement l'étude des maladies spéciales à l'homme. Nous étudierons plus loin celles spéciales à la femme.

Uréthrite   Comme son nom l'indique, l'uréthrite est une inflammation microbienne. Plusieurs microbes peuvent causer cette infection, mais la plupart du temps, elle est déterminée par le gonocoque microbe de la chaudepisse.

Quand l'uréthrite est causée par d'autres microbes, on se trouve en présence d'une inflammation banale avec les symptômes atténués de l'échauffement. L'uréthrite est encore appelée gonorrhée, blennorhagie ou chaudepisse. Elle porte encore des noms vulgaires et se confond la plupart du temps avec l'échauffement.

L'agent de la blennorhagie est un microbe ayant la forme d'un rein, d'un haricot. C'est par deux accolés l'un à l'autre, se regardant par leur face concave, qu'on les rencontre dans les cellules entrainées par le pus.

Dans certains cas un examen microscopique s'impose pour déterminer si l'on a affaire au gonocoque, car on se trouve parfois en présence d'écoulements qui ne proviennent pas d'une uréthrite.

La maladie débute par une sensation de picotement dans le canal, de cuisson, de brûlure ensuite et de douleur souvent très forte au passage de l'urine. Ces douleurs sont causées par des lésions de la muqueuse sous l'influence des microbes. Elles sont parfois si vives, la nuit surtout, que le sommeil devient impossible. On aperçoit, presque en même temps un écoulement purulent qui, faible au début, suinte de plus en plus à l'extrémité de la verge.

Le pus est contagieux — Le pus tout d'abord blanc jaunit bientôt et laisse sur le linge des traces verdâtres. Il est éminemment contagieux. Porté sur une muqueuse par exemple avec le doigt, souillé à son contact, il peut y déterminer, à l'endroit même, sur l'organe touché, une inflammation très grave. Si par exemple, un malade atteint de blennorhagie, touchait l'œil avec les doigts souillés de ce pus il aurait immédiatement ensemencé la blennorhagie, sur la conjonctive ou le globe oculaire et perdrait presque certainement la vue. Il importe donc d'éviter tout contact qui laisserait du pus blennorhagique sur une muqueuse. Par conséquent l'homme ou la femme atteint de blennorhagie doit éviter tout rapport sexuel et prendre les plus grands soins de propreté.

Les gonocoques peuvent même pénétrer de leurs toxines, l'organisme en général et produire de grands ravages dont l'arthrite blennorhagique n'est pas le moindre. Les douleurs alors ressenties dans les articulations sont terribles et immobilisent plusieurs mois le malade qui a négligé de soigner cette maladie dont on se moque à tort si souvent, et que l'on traite parfois d'après les conseils insuffisants d'amis, charitables sans doute, mais qui agissent ainsi en ennemis du malade, puisqu'ils aident aux complications.

Complications — En effet, mal soignée ou non soignée, l'uréthrite peut devenir grave. L'inflammation d'abord localisée dans le canal s'étend lorsque les microbes continuent leurs ravages. L'infection gagne les glandes testiculaires occasionnant l'orchite blennorhagique. C'est ensuite la prostate qui est atteinte (prostatite). Puis la vessie s'enflamme à son tour en donnant de la cystite. Les reins eux-mêmes peuvent être atteints par l'intermédiaire des urétères et la pyélonéphrite se déclare très grave dans presque tous les cas. Nous étudierons chacune à leur tour toutes ces complications qu'il était utile de signaler pour que le malade atteint de chaudepisse, gonorrhée, blennorhaghie ou uréthrite apprenne à se soigner dès le début et ne perde pas de temps dans l'emploi des moyens de fortune. Attendre peut être dangereux, car la maladie s'aggrave, tandis que prise au début, la blennorhagie se guérit très rapidement.

Traitement abortif

C'est qu'en effet tout en l'aidant de l'action de médicaments spéciaux, il existe réellement un traitement abortif de l'uréthrite. Déjà certains spécialistes l'emploient et ceux de l'Institut Sérothérapique de France, qui sont allés étudier ce traitement auprès des inventeurs eux-mêmes ont obtenu un grand nombre de guérisons en moins de douze jours sans crainte de rechutes et complications.

Mais dans ce traitement abortif, toutes les chances de succès résident dans l'application méticuleuse et graduée de lavages spéciaux que le spécialiste seul peut effectuer. Car un maladroit loin d'anéantir le mal à son début, peut immédiatement donner de la cystite avec tous ses ennuis, sans parler des autres complications.

Donc, un traitement tel que celui appliqué par les spécialistes de l'Institut Sérothérapique de France, aidé de médicaments bien choisis dans l'arsenal thérapeutique, peut guérir radicalement et en moins de douze jours, la blennorhagie traitée à temps.

Or, l'uréthrite apparaît de 4 à 8 jours après le contact qui a occasionné l'ensemencement des gonocoques. Il est donc urgent dès les premiers signes, d'aller trouver le spécialiste.

Mais il faut se méfier de ceux qui se disant spécialistes et vendant eux-mêmes les médicaments qu'ils ordonnent, n'ont qu'un désir : celui d'en vendre le plus possible. Ils n'ont donc point intérêt à appliquer le traitement abortif de la blenno-rhagie !

La blennorhagie qui n'a pas été prise au début demande peut-être moins d'habileté dans le traitement mais beaucoup plus de méthode et de soins dans l'application de ce traitement. Il faut souvent faire appel à toutes les ressources de l'art du spécialiste pour triompher des multiples incidents qu'il ren-contre. Ne faut-il pas ainsi que nous l'avons déjà signalé avoir quelquefois recours à l'uréthroscope, merveilleux instrument qui permet de voir les lésions de l'urèthre pour triompher d'une blennorhagie tenace en appliquant à l'endroit précis de la lésion une cautérisation radicale.

Les malades les plus difficiles à guérir sont ceux qui, soignés à tort et à travers par des soi-disant spécialistes aussi ignorants que peu scrupuleux, ont laissé leurs muqueuses s'infiltrer de gonocoques, alors que confiants, ils croyaient s'acheminer vers la guérison promise. Souvent il faut plusieurs semaines de soins éclairés, de lavages spéciaux, de cautérisations adroites pour vaincre le mal.

Aussi nous ne saurions trop insister pour que le malade vienne le plus tôt possible trouver nos spécialistes. Il y va non seulement de sa santé immédiate, mais aussi de sa tranquillité pour l'avenir qui serait sérieusement compromise par les aggravations fatales de la maladie.

Goutte Militaire — Souvent à la suite d'une blennorhagie que l'on croyait guérie par un traitement quelconque les malades s'aperçoivent le matin à leur réveil, qu'une goutte de liquide plus ou moins trouble apparaît au méat de la verge. Se fiant aux conseils d'amis ou de per-sonnes mal renseignées, on s'imagine avoir raison par des in-jections de ce que l'on considère comme une chose insigni-fiante. On abuse alors de permanganate ou d'autres antisep-tiques, mais toujours le même phénomène se répète déconcer-

tant et décourageant. Pourquoi ces insuccès ? La raison en est
simple. A la suite des ulcérations causées par les microbes, et
qui, mal soignées ont persisté, la paroi de l'urèthre s'épaissit à
l'endroit de l'ulcération. Il se forme ainsi des sortes de replis
sur l'étendue de la muqueuse derrière lesquels les microbes
continuent à exercer leurs ravages. Le seul traitement qui
puisse dès lors agir doit consister à déplisser la muqueuse et à
la laver pendant qu'elle est ainsi devenue lisse. Des instruments
sont donc nécessaires qui dilatent le canal et qui soient ma-
nœuvrés habilement comme savent le faire nos spécialistes.
Mais si l'on attend trop pour soigner la goutte militaire, les
épaississements de la muqueuse s'étendent et constituent
des sortes d'anneaux durs qui rétrécissent le canal : ce sont
alors des rétrécissements.

Rétrécissements   Souvent, après s'être guéris d'une blennorhagie, les malades voient le jet de leur urine
se déformer, et il faut pour vider entièrement
leur vessie un temps plus considérable que par le passé. Parfois même, ils ne peuvent plus uriner, le canal est obstrué
complètement, le rétrécissement s'est accentué par le travail
de sclérose (durcissement) dont nous avons parlé plus haut.

On voit donc que le rétrécissement est presque toujours dû
à l'action prolongée des microbes de la blennorhagie ou
gonocoques.

Toute personne ayant été atteinte de blennorhagie devrait
donc pour sa sécurité personnelle, se faire sonder de temps
en temps pour savoir si elle n'est pas atteinte ou menacée de
rétrécissement. On s'éviterait souvent ainsi des ennuis considérables.

Le traitement du rétrécissement se fait de deux façons :
par la méthode lente et par la méthode rapide. On combine
parfois les deux méthodes pour obtenir le meilleur effet dans
les cas graves.

La méthode lente consiste en dilatations par bougie Béni-
qué, dilatateurs, etc., qui donnent des résultats d'autant meilleurs que le spécialiste est plus adroit.

La méthode rapide est l'électrolyse, c'est-à-dire la destruction du rétrécissement par une action spéciale de l'électricité. Cette méthode a subi depuis longtemps déjà des perfectionnement nombreux et l'Institut Sérothérapique de France a contribué aux progrès accomplis.

L'absence de douleur, la rapidité d'action font de l'électrolyse certainement une méthode de choix. Pourtant, entre des mains maladroites, elle peut causer des récidives d'autant plus ennuyeuses qu'elles sont plus rapides et encore plus scléreuses que le rétrécissement primitif.

Nous conseillons donc aux malades atteints de rétrécissement, un choix judicieux des opérateurs. Ceux de l'Institut Sérothérapique de France, élèves des plus grands maîtres du monde, se recommandent tout particulièremeut par leur science et leur expérience consommée.

Uréthrotomie Avant qu'on connut l'électrolyse, on fendait le rétrécissement à l'aide d'un couteau tranchant qui glissait dans la tige creuse d'une bougie conductrice (uréthrotome). Les dangers d'infection et d'hémorragie ont fait abandonner cette méthode douloureuse qui exigeait un long séjour au lit.

Au contraire, avec l'électrolyseur, cet appareil non tranchant qui conduit l'électricité exactement au point du rétrécissement, l'opération ne comporte ancun danger, aucune douleur, ni aucun arrêt dans les occupations.

Pas d'effusion de sang Le malade peut reprendre immédiatement ses travaux, et immédiatement le jet de l'urine est devenu normal. Nous conseillons donc à nos malades l'électrolyse en cas de rétrécissement nettement reconnu et nous leur assurons une guérison aussi prompte que sûre, car nous avons conscience de la valeur de nos spécialistes dont la méthode est infaillible.

Mais dans les cas ou nous constatons seulement un très léger début de rétrécissement, nous employons la méthode des dilatations combinée avec un massage spécial et des lavages antiseptiques. Cette méthode est certainement plus longue, mais elle a son emploi dans des cas spéciaux que l'opérateur ne manque jamais d'indiquer au malade.

Orchite

Ainsi que nous l'avons expliqué plus haut l'orchite est presque toujours causée par le microbe de la blennorhagie, le gonocoque, qui gagne les testicules. Il est rare, en effet, qu'elle soit le résultat d'une fièvre éruptive comme les oreillons, etc. C'est toujours une maladie grave, sinon par son évolution, mais par la stérilité qu'elle cause fatalement si les deux testicules ont été atteints. On signale encore l'orchite traumatique, mais elle est si rare que bien des spécialistes la nient en lui attribuant une cause microbienne. Donc en général, l'orchite est une complication de l'uréthrite ou blennorhagie.

Signes de l'Orchite

Le malade commence par éprouver une sensation de pesanteur dans les bourses, puis il ressent une douleur sourde. Les testicules gonflent alors et la douleur va augmentant à mesure que les bourses prennent une teinte rouge de plus en plus accusée. Les testicules sont alors très sensibles à la pression, la maladie est en pleine évolution. On a vu quelquefois l'écoulement de l'urèthre diminuer et même cesser au début de l'orchite, mais il reprend souvent encore plus fort lorsque la maladie est au terme de son évolution. Nous ne saurions trop conseiller aux malades de porter un suspensoir dès qu'ils remarquent une légère sensation de pesanteur, Il serait même de leur intérêt, durant une blennorhagie, d'employer cet appareil qui, soutenant les parties, évite des secousses qui favoriseraient l'acheminement des gonocoques vers les testicules. Il va sans dire que tout exercice violent, bicyclette, marche trop prolongée, sont proscrits. Le repos au lit est une chose excellente pour éviter l'orchite.

Il ne faut pas attendre

Dès l'apparition des premiers symptômes de cette affection, il faut s'adresser au spécialiste, car, on le conçoit facilement, les conséquences les plus graves peuvent être évitées par le

choix d'un traitement énergique. Il eut été préférable certainement de recourir aux soins éclairés d'un urologiste (médecin
spécialiste des voies urinaires) dès que la blennorhagie s'est
annoncée, l'orchite eut été ainsi arrêtée : cependant il est encore
temps d'arrêter les ravages du mal, fut-il en pleine évolution.

Il faut alors des soins spéciaux, appliqués par des opérateurs au courant des dernières méthodes françaises et étrangères, il faut l'ordonnance méticuleuse et précise d'un
traitement basé sur une expérience consommée, pour vaincre,
comme cela se pratique à l'Institut Sérothérapique de France,
une orchite en quelques jours. Nombreux sont les cas ou les
spécialistes de cet établissement ont empêché une stérilité
fatale, stérilité que n'eut certes pas empêché le traitement
banal de certaines maisons ou les spécialistes n'existent que
de nom, et ou l'on fournit surtout aux malades des médicaments inutiles et coûteux.

Prostatite En remontant au court préambule de cette
partie de notre brochure, le lecteur peut se
rendre compte de la cause de la prostatite.

La prostate, glande qui est traversée entièrement par
l'uréthre, est facilement accessible pour les microbes. Sa cons-
titution même, sa texture spongieuse permet aux gonocoques
de pénétrer profondément les tissus. Alors surviennent des
accidents terribles par leurs conséquences.

La prostatite fait le plus souvent suite à une uréthrite mal
soignée ou non soignée à temps.

Le malade éprouve des douleurs sourdes du côté de
l'anus, de la tension, du gonflememt de la région comprise
entre les testicules et l'anus. Enfin les douleurs augmentent
jusqu'à devenir intolérables. L'urine est chargée de filaments
blanchâtres plus ou moins abondants ; par l'extrémité de la
verge s'écoule un liquide épais et trouble, qui est pris
pour du sperme par les intéressés. Ce liquide s'écoule
surtout au moment de la défécation ou pendant les dernières
contractions faites en urinant. La fréquence des mictions

est plus grande, les érections sont incomplètes, l'impuissance s'annonce déjà. Tout l'appareil génital se ressent des effets de la prostatite, et cet état rend les malades nerveux, altérant leur santé générale.

Complications Si son début n'a pas été soigné, la prostatite passe à l'état chronique. Il est rare qu'elle n'ait point occasionné des accès fort douloureux. Enfin la glande se sclérose (durcit) ou s'hypertrophie (grossit démesurément). Cette augmentation de volume de la prostate (hypertrophie) a pour résultat d'obstruer par compression le canal de l'urèthre qui la traverse. Les malades atteints d'hypertrophie ne peuvent plus uriner.

Traitement Le traitement est double, il consiste surtout en massages de la glande de façon à exprimer en quelque sorte l'éponge formée par le tissu pour en faire sortir le pus et les microbes, puis aussi pour tonifier l'organe et activer la circulation qui aide à la destruction des gonocoques.

Ces massages ne doivent pas être faits à la légère, mais très minutieusement, à temps comptés pour ainsi dire. Le malade commettrait une grosse faute en se confiant à des mains inexpérimentées, c'est là surtout que se révèle l'expérience du spécialiste qui réussit à vaincre le mal alors que souvent un opérateur maladroit l'augmente.

L'analyse est nécessaire L'examen des urines est ici absolument obligatoire et c'est au laboratoire de signaler de suite les changements observés dans les dépôts ou les microbes. Les liquides que l'on injecte dans la vessie doivent aussi être analysés pour se rendre compte de l'effet produit. Nulle part ailleurs le concours du laboratoire n'a été plus précieux aux spécialistes de l'Institut Sérothéraphique de France, qui suivent pas à pas l'action de leur traitement. De là dépend tout le succès.

Les dilatations de l'urèthre sont aussi nécessaires. Elles sont exécutées soit à l'aide de Béniqués simples ou électriques, soit par l'électrolyse linéaire ou circulaire.

Sous le nom général de Cystite, on comprend l'inflammation de la vessie. Mais en réalité il y a plusieurs cystites, car depuis quelque temps on les distingue suivant qu'elles affectent le col de la vessie, ou la vessie elle-même, voire même certaines parties seulement de la vessie. Dans la cystite du col, il s'agit au point de vue anatomique d'inflammation plus ou moins prononcée de la muqueuse du col caractérisée aussi souvent par des ulcérations superficielles, situées dans l'intervalle des plis. Dans la cystite de la vessie le point ou les points enflammés sont ceux de la muqueuse de la vessie elle-même.

Les microbes en général, ceux de la blennorhagie en particulier, sont la cause d'une cystite. Mais on peut l'attribuer aussi à l'alcoolisme, aux excès vénériens, au froid humide, ou à l'action de la diathèse rhumatismale.

Dans la cystite provenant d'une uréthrite, le col surtout est atteint, à moins qu'un opérateur aussi ignorant que maladroit n'ait fait pénétrer du pus dans la vessie et ensemencé la paroi avec une sonde ou bougie. On peut dire que presque toujours la cystite provient d'une inflammation uréthrale. Nous l'avions déja dit au chapitre *uréthrite*.

Il arrive souvent que l'urine contenue dans la vessie ne pouvant plus être évacuée par suite d'un rétrécissement reste en stagnation dans la vessie. Cela produit encore une irritation des parois vésicales, mais les microbes du canal viennent ensemencer l'urine, et la cystite se trouve généralisée. Les malades atteints de cystite éprouvent des besoins incessants et impérieux d'uriner. Dans la cystite du col, les mictions sont plus fréquentes et plus douloureuses que dans celles du corps de la vessie, au reste, la marche de l'affection est plus rapide.

D'abord cantonnées à la région rétro-pubienne, les douleurs s'irradient aux aines et au périnée. Le rejet des urines surtout à la fin

la miction, est accompagné d'une douleur extrêmement vive
et de brûlure qui se ressent jusqu'à l'exrémité du gland. Quelquefois les urines sont teintées de sang, mais la plupart du
temps elles sont simplement troubles, épaisses, glaireuses, filantes.

La cystite mal soignée ou non soignée peut récidiver, de
même qu'une prostatite primitive peut donner une cystite
secondaire, c'est une complication moins ennuyeuse que celle
qui résulte de l'infection des urétères et du rein, car alors la
maladie devient grave, c'est la pyélonéphrite.

Même sans complication, la cystite est une maladie grave.
à cause de sa ténacié, de ses douleurs et de sa répercussion
sur l'état général. Si elle passe à l'état chronique, il faut de
persévérants efforts pour en obtenir la guérison.

Traitement Pour traiter la cystite, les spécialistes de
l'Institut Séorothérapique de France ont établi
que l'asepsie la plus rigoureuse doit être la
règle. Les malades trouveront dans nos salles spéciales des
procédés tout nouveaux de lavages et d'examen. Les instruments les plus perfectionnés aident à la recherche du siège
de l'affection et le merveilleux cystoscope nous a permis de
guérir des cystites qui avaient résisté des années à tous les
traitements anciens, car ceux-ci n'atteignaient point l'endroit
précis de l'ulcération.

Naturellement, les grands lavages, les instillations sont
souvent nécessaires, mais nos spécialistes grâce à leur longue
pratique arrivent à les appliquer sans douleur aux malades,
et toujours avec le plus grand succès.

L'IMPUISSANCE

Au sens grammatical du mot, l'impuissance ne peut exister
que chez l'homme. C'est, en effet, l'impossiblité d'accomplir
l'acte sexuel. Et si cette impossibilité existe quelquefois chez la
femme, elle ne peut provenir que d'un vice de conformation.

On confond parfois l'impuissance avec là stérilité qui est
pour l'homme l'impossibilité de féconder la femme, et pour
la femme l'impossibilité d'être fécondée, Or, un stérile n'est

pas toujours un impuissant. L'homme qui a été atteint d'orchite double ne sera pas un impuissant, mais il sera stérile, puisque sa semence n'est pas fécondante. Au contraire, l'impuissant sera, tout le temps que durera son impuissance un stérile puisque malgré la faculté d'émettre du sperme. il n'aura pas d'érection ou une érection, incomplète, insuffisante pour une parfaite copulation.

Causes Un premier début malheureux chez un jeune homme peut déterminer une impuissance passagère seulement. Ce cas est à ranger dans l'impuissance que l'on pourrait appeler cérébrale. C'est le manque de confiance en soi, en sa virilité qui causera généralement cette impuissance qui cessera facilement par suite d'un traitement approprié.

Une frayeur, une émotion peuvent aussi créer une impuissance analogue.

Mais ce qui cause généralement l'impuissance, c'est l'épuisement nerveux. Tout ce qui peut amener cet épuisement achemine vers l'impuissance. La fatigue, l'abus des plaisirs sexuels, les privations, les maladies en sont les grandes causes. C'est la moelle épinière. le cerveau, qui, fatigués n'ont plus d'action sur les réflexes qui commandent la virilité. L'âge aussi amène l'impuissance, mais tel est impuissant à vingt ans quand un autre vers 70 ans conserve encore une ardeur presque printanière.

Effets de l'Impuissance L'impuissance est déprimante pour l'individu, elle porte aux idées noires : le malheureux atteint de déchéance génitale est fatalement voué à la mélancolie la plus sombre, à la neurasthénie la plus épouvantable, c'est une petite cause qui produit de grands effets, et rendre au malade impuisssant le libre exercice de ses fonctions viriles, c'est lui rendre la santé générale, souvent même l'arracher au suicide.

Aussi, spécialistes des maladies des organes génitaux, avons-nous apporté nos soins tout particulièrement à cet état spécial qui caractérise l'impuissance. Nos recherches, nos travaux ont été considérables et nous voudrions pouvoir montrer tous les témoignages de reconnaissance que nous avons reçus des malades qui, grâce à nos soins, sont comme ils le disent, redevenus des hommes.

Pour connaître l'impuissance, il faut, avant tout, connaître la cause du mal et comme ces causes sont, nous l'avons vu, nombreuses, c'est par la confiance en son médecin, que le malade éclairera celui-ci sur son véritable état.

Traitement — Le traitement qui varie, on le comprend, suivant les causes sera facilement appliqué, et, comme nous disposons de ressources nombreuses, électricité, agents physiques, médicaments nouveaux, l'amélioration sera rapide et laissera bientôt la place à la guérison complète. Nous ne pouvons entrer en ce court exposé dans les détails de notre méthode. cela se conçoit, mais nous sommes à la disposition des malades pour leur donner même par écrit et confidentiellement tous les renseignements qui pourraient les intéresser.

LE CHANCRE

Le chancre porte les divers noms de *chancrelle*, chancre simple et chancre mou.

On nomme en général chancre une sorte de plaie, ulcération irrégulièrement arrondie, ovale, à bords rouges frangés de jaune sinueuse et taillée à pic. Le fond de l'ulcération est gris, jaunâtre, anfractueux, comme vermoulu, bourbillonneux. Il s'y forme un pus assez abondant qui. parfois se dessèche légèrement et forme alors des croutes qu'il faut enlever pour voir l'aspect caractéristique de l'ulcération.

Ces caractères que nous venons de décrire, sauf peut-être celui des bords taillés à pic, s'appliqueraient tout aussi bien au *chancre syphilitique*, mais il est une différence entre les deux, c'est que le chancre syphilitique est *induré*. (Voir notre chapitre : *Syphilis*), tandis que chancre simple ne *s'indure jamais*. De là du reste son nom de chancre mou.

Cependant le chancre mou peut sembler induré, de même

que l'induration du chancre syphilitique peut passer inaperçue ; de là parfois une source d'erreurs importantes. C'est pourquoi il est de toute nécessité de s'adresser, dès l'apparition d'un chancre à un spécialiste. Le médecin non spécialiste ne saurait à coup sûr diagnostiquer s'il a affaire à un chancre syphilitique ou non. Il est un moyen absolu de ne pas se tromper, c'est de recourir à l'examen microscopique comme cela se pratique à l'Institut Sérothérapique de France.

C'est qu'en effet le microbe du chancre mou (strepto-bacile de Ducrey-Unna) diffère absolument des microbes de la syphilis (tréponèmes pâles ou spiochètes de Schaudinn).

Le microbe Le baccile du chancre mou est un petit bâtonnet dont les deux extrémités sont gonflées en boule. Il forme dans le pus des sortes de chaînettes facilement reconnaissables pour l'œil exercé et mises en évidence par une coloration spéciale. Et l'on sait (voir le chapitre *Syphilis*) que le tréponème pâle, est en forme de vrille, de tirebouchon, ne se colorant pas facilement.

On comprend qu'après l'examen microscopique effectué par le spécialiste micrographe de l'Institut Sérothérapique de France l'erreur n'est plus possible.

Le chancre simple se développe après une période d'in. cubation très courte. Le deuxième jour au point d'incculation ou de contagion, il se développe une petite rougeur surélevée au centre de laquelle apparaît une vésicule qui se transforme bientôt en pustule, qui, en se rompant, met à découvert une ulcération dont nous avons donné plus haut les caractères, Un chancre simple est rarement isolé, on en voit ordinairement plusieurs, évoluant sur le même sujet, au voisinage les uns des autres. Ils sont dus à une autin-iocula-tion de voisinage. Sa place de prédilection, chez l'homme est au niveau de la rainure préputiale du gland, chez les femmes dans toute la zone génitale. Quand les chancres multiples fusionnent, ils forment des ulcérations étendues qui peuvent chez l'homme occuper toute la rainure du gland et chez la femme, les faces des petites et des grandes lèvres, la fourchette et même le haut des cuisses. Le chancre mou se rencontre aussi à la face interne des cuissses et à l'anus. Les chancres mous du vagin, du col utérin sont rares. Ils peuvent siéger cependant sur toutes les autres parties du corps, principalement au niveau des doigts, de l'abdomen et de la face.

Complications Le chancre mou offre des complications plus ou moins graves parmi lesquelles il faut ranger le bubon ou adénite suppurée. Il peut dévorer les tissus en devenant phadégénique, il peut provoquer par suite d'associations microbiennes l'érysipèle, la gangrène. Enfin, il peut masquer un chancre syphilitique.

Comme le chancre mou se tient de préférence sur les parties génitales, ce sont presque toujours les ganglions de l'aine qui subissent l'adénite suppurée que nous avons appelée bubon.

Le bubon est plus fréquent chez l'homme, il siège au pli de l'aine et du côté de l'ulcération chancrelleuse. Il forme alors une petite tumeur rouge, chaude et douloureuse. D'abord dure, cette tumeur se ramollit, devient fluctuante et finirait au bout d'un certain temps par s'ouvrir. Dans ce cas, la plaie ainsi formée peut devenir un vaste chancre mou. Complication qu'on évite en se faisant ouvrir et traiter le bubon.

Le chancre mou peut devenir phagédénique. Dans ce cas il s'étend progressivement durant plusieurs mois et gagne autant en surface qu'en profondeur. Il peut occasionner la destruction totale du gland, de l'urèthre, des corps caverneux, des muscles, perforer les vaisseaux et même occasionner la mort par hémorragie ou bien par suite de l'amaigrissement et la cachexie du malade.

Chancre de Rollet Il se peut aussi qu'il y ait dans le chancre mou une association de tréponèmes (microbes de la syphilis). Dans ce cas le chancre est mixte (chancre de Rollet). Ce chancre ne saurait passer inaperçu à l'examen des spécialistes qui en font le diagnoctic microscopique, mais, nous le répétons des médecins non spécialistes laissent passer un chancre simple au détriment du malade.

Le traitement du chancre, tel qu'il est appliqué à l'Institut Sérothérapique par les spécialistes est composé d'une médication antiseptique locale, d'application d'air chaud, souvent de cautérisations spéciales

Dans les cas graves il faut le raclage et l'ablation, mais en tout cas, la guérison est rapide et assurée. On évite toujours les complications dont nous avons parlé et bien des malades ont échappé, en venant nous trouver, à ces complications qui ont souvent pour origine un traitement mal approprié.

BALANITE ET BALANO-POSTHITE

La maladie consiste dans l'inflammation du gland. Si cette inflammation atteint le prépuce il se produit une balano-posthite. On distingue deux sortes de balanites, l'une érosive circinée, l'autre pustulo-ulcéreuse.

Ces affections ont pour origine divers agents microbiens (baciles multiples, streptocoques, staphilocoques, etc.) On connaît cependant un bacille spécial (Bacille de Vincent) qui est l'agent de la balanite érosive circinée.

Avant de décrire les deux genres de balanites, il faut faire remarquer que souvent, par suite d'un léger phimosis, tout chancre peut lui aussi occasionner une balanite et qu'il est alors de l'intérêt absolu du malade de recourir aux soins éclairés de spécialistes qui seuls pourront le fixer sur la nature de son affection. Sera-ce un chancre mou vulgaire ou un chancre induré début de la syphilis ou encore l'une des balanites dont nous allons parler ? Le spécialiste le lui dira.

Balano posthite érosive, circinée Elle existe de préférence chez les jeunes gens qui ne prennent pas de soins hygiéniques. Elle s'annonce par un pus plus ou moins abondant qui apparaît sous le prépuce en même temps que des tâches blanchâtres se produisent sur le gland. Ces tâches sont des pellicules qui se détacheront plus tard à leur centre en laissant une petite érosion caractéristique. Ces

pellicules caractéristiques forment alors des plaques rondes,
rouges au centre, blanchâtres à leurs bords. Ces plaques peuvent
se réunir, leurs bords formant alors des sortes d'arceaux. Ces
érosions peuvent alors garnir tout le gland sans pénétrer toutefois dans le canal.

Cette affection existe quelquefois chez la femme au voisinage du clitoris. Cette balanite est causée par la vie en
commun de spirilles et de bacilles que le microscope sert à
reconnaître.

Balano posthite pustulo- ulcéreuse
Cette balanite a pour caractéristique de
nombreux petits boutons pointus qui suppurent
immédiatement en formant de petites ulcérations profondes. Ces ulcérations sont recou-
vertes d'un enduit jaunâtre et entourées d'une
sorte d'étroit liséré rouge.

Le pus est peu abondant et les ulcérations sont indolores.
Elles siègent indifféremment sur le gland, sur le prépuce ou
dans le sillon balano-préputial.

Le microbe qui cause cette affection est le staphilocoque.

Autres Variétés
Il existe une grande variété d'autres balanites, dues soit à la blennorhagie, soit à la
syphilis soit au phimosis. D'autres sont dues à
l'hypersécrétion des glandes (glandes de Tison). C'est la balanite séborrhéique. Le diabète cause lui aussi une balanite qui
se manifeste par une suppuration abondante, gluante et
fédide.

On comprend de quelle utilité est pour le traitement de la
balanite, le diagnostic rapide et sûr du genre de la balanite
dont est atteint le malade, Il est, nous le pensons, inutile d'insister à ce sujet sur le rôle du spécialiste armé du laboratoire
moderne. Sa supériorité se montre évidente par rapport au
médecin livré à ses seules ressources. Quant au traitement, il
est aussi varié que la balanite dans ses ravages. Les spécialistes de l'I.S.D.F. appliquent toujours le traitement le plus
sûr et le plus rapide.

Il y a phimosis chaque fois que le gland reste couvert par le prépuce trop long et souvent enflammé. Il est alors impossbile à l'homme de ramener en arrière le fourreau de la verge (prépuce).

Il y a au contraire paraphimosis quand le fourreau reste en arrière du gland, sans pouvoir être ramené en avant. Le paraphimosis d'origine blennorhagique se présente ainsi : Ordinairement le malade atteint de blennorhagie fait de l'œdème (enflure) du prépuce au niveau de la racine du gland. Cette enflure est molle et le prépuce fait un énorme bourrelet autour de la racine du gland. Il en résulte un état d'érection constant du gland seul (non de la verge) lequel est tendu et dûr, ce qui empêche d'uriner facilement. Le gland prend un aspect lisse et luisant comme s'il avait été recouvert de vernis.

Toute affection capable d'augmenter par suite d'inflammation le volume du gland ou du prépuce peut créer un phimosis ou un paraphimosis, cela se conçoit d'après ce qui précède.

Le phimosis et le paraphimosis sont chacun un obstacle aux rapports sexuels, on le comprend facilement. Le traitement qui consiste à enlever simplement l'inflammation ne suffit pas toujours pour remettre les choses en ordre ; le malade, par suite de sa mauvaise conformation est toujours exposé à des récidives.

Il est souvent nécessaire et toujours utile, en cas de phimosis, de pratiquer une petite opération (Circoncision) pour guérir radicalement et écarter tot retour de la maladie. Cette opération très douloureuse entre des mains maladroites ou inexpérimentées est effectuée sans douleur à l'I.S.D.F. Nous la conseillons à tous ceux qui sont atteints de phimosis. Il y va de leur intérêt le plus absolu.

Quand au paraphimosis, il faut qu'il soit réduit au plus tôt, sans cela l'inflammation du gland augmente, devient considérable et la verge prend des aspects extraordinaires. Le malade souffre alors de douleurs intolérables.

Or, au début, le paraphimosis se réduit facilement, le débridement ne devient nécessaire que si on attend trop longtemps avant de recourir au spécialiste. Il faut donc consulter à la moindre alerte.

Si on ne soigne pas le paraphimosis, il survient une ulcération circulaire, sorte de crevasse entre la peau de la verge et le paraphimosis gonflé, cette ulcération peut devenir très profonde et atteindre un centimètre de profondeur. D'abord, rose rougeâtre, cette crevasse s'infecte bientôt, elle est alors très longue à guérir.

Disons enfin que le phimosis peut cacher un chancre. Dans ce cas, il faut l'expérience d'un spécialiste pour savoir si on a affaire à un chancre simple ou à un chancre induré.

INSTITUT SÉROTHÉRAPIQUE DE FRANCE

96, Rue de Rivoli, Paris

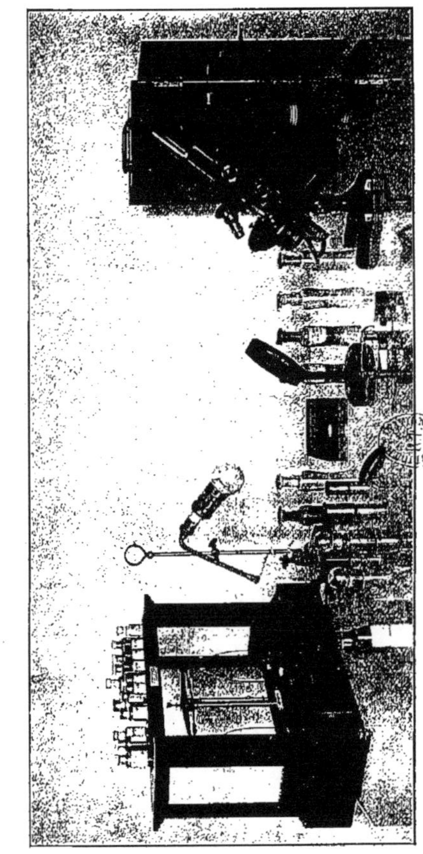

Appareils pour l'examen de l'Ultra-Microscope

APPAREIL GÉNITO-URINAIRE DE LA FEMME

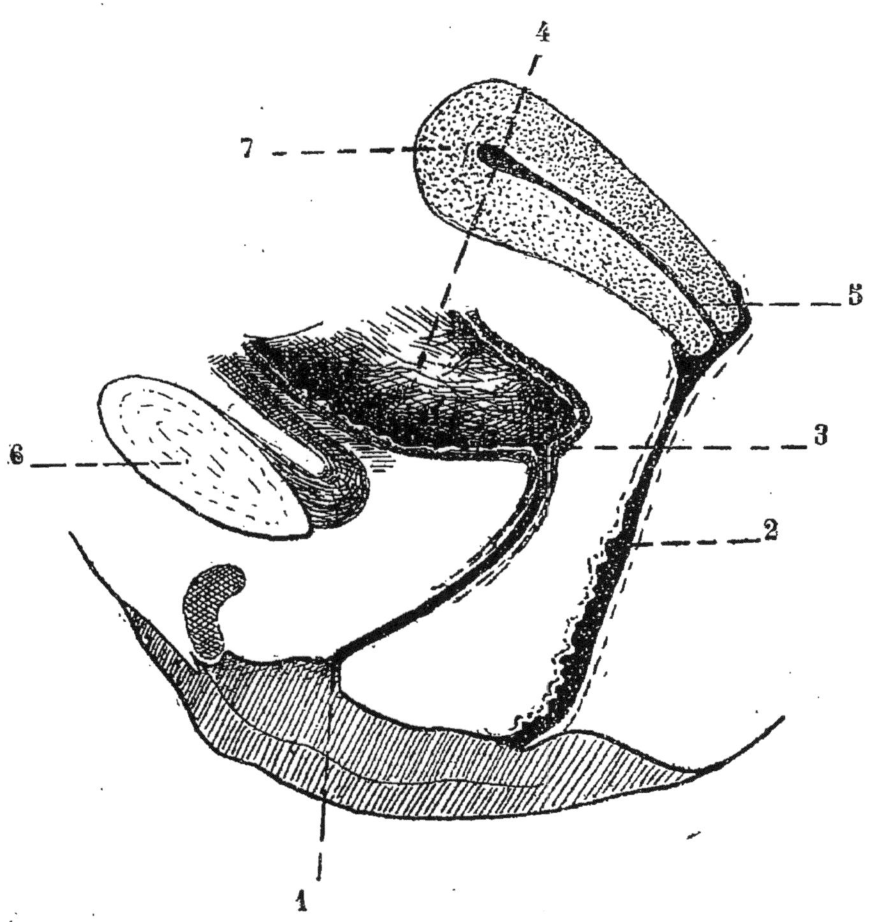

1, Canal de l'urèthre — 2, Vagin — 3, Col de la vessie — 4, Vessie
5, Canal cervical — 6, Symphyse pubienne — 7, Utérus

Maladies des Femmes

Par sa nature même, par ses fonctions physiologiques, la femme est plus que l'homme disposée à contracter des maladies spéciales. Ses organes génitaux sont, de tout son organisme, les plus fragiles, les plus délicats. Les fonctions auxquelles ces organes sont destinés, leur rôle physiologique pour atteindre à ces fonctions font de ces organes le perpétuel souci des femmes et des médecins spécialistes en gynécologie. Jeunes filles, jeunes femmes, mères, femmes ayant atteint ou dépassé la ménopause (retour d'âge), toutes sont soumises à cette loi que formulait un célèbre médecin : " La femme réside toute dans ses organes génitaux " Du bon ou mauvais fonctionnement de ces organes dépendent une foule de choses. Le caractère lui-même devient irritable ou changeant si les organes spéciaux de la femme ne sont point en leur état normal. Il serait à désirer que toute femme soucieuse de sa santé se fît périodiquement visiter et se soumît à un examen gynécologique, même si elle n'éprouvait aucun malaise, car, remarque digne d'attention, les organes génitaux appelés à tant de fonctions importantes ont cette particularité d'être presque totalement insensibles. Une métrite, une ulcération du col de la matrice, etc., peuvent survenir sans que la femme en soit prévenue par une douleur quelconque. Aussi ne se fait-on soigner, trop souvent, que lorsque l'affection déjà grave s'annonce par des phénomènes extérieurs qui sont le deuxième stade de la maladie. La femme ne connait ainsi le mal que lorsque celui-ci est déjà avancé, et par conséquent moins facilement curable.

D'autres fois, les femmes ont des crises nerveuses, des maux d'estomac, de tête, des troubles intestinaux qui n'ont d'autre cause qu'une lésion méconnue des organes génitaux agissant par reflexe sur les organes voisins, parfois même éloignés.

<table>
<tr><td>Une erreur</td><td>Nous devons ajouter que les maladies de matrice sont devenues à notre époque des plus fréquentes, au point que rare est la femme ne</td></tr>
</table>

souffrant point de son ventre. Puis une erreur assez commune existe dans l'esprit de bien des personnes. Pour elles, les maladies des femmes sont l'apanage des femmes mariées ou ayant eu des enfants. C'est faux : les jeunes filles en sont souvent et malheureusement atteintes, et elles sont d'autant plus à plaindre que, la plupart du temps, une sorte de pudeur inexplicable dans le cas, les empêche de confier leur mal.

Femmes qui souffrez de malaises inexplicables, de maux de reins, de ventre ou d'estomac, ne craignez pas de vous sou mettre à un examen médical approfondi. La cause de votre mal sera certainement découverte et la guérison vite assurée.

Les spécialistes de l'Institut Sérothérapique de France qui, depuis de longues années, étudient cette partie de la médecine traitant des maladies des femmes et appelée gynécologie, ont une expérience consommée. Leur seul souci est de rétablir le bon fonctionnement d'organes malades, quelle que soit la cause de la maladie, par des procédés purement médicaux, tant que l'opération ne s'impose pas sous peine des plus graves complications.

Aujourd'hui les moyens médicaux ont fait d'énormes progrès, et sont assez sûrs pour qu'on puisse la plupart du temps obtenir une guérison sans la perspective effrayante d'une opération.

La direction de l'Institut Sérothérapique de France a su grouper les plus éminents des spécialistes qui sont au courant des méthodes du monde entier. Les malades trouveront donc chez nous les conseils et les soins les plus éclairés. les meilleurs traitements adaptés chacun à la diversité des cas.

Nons allons passer rapidement en revue les plus connues des maladies des femmes. Nous ne pouvons, en effet, dans ce court exposé, traiter de toutes les affections de l'organisme féminin. Mais il nous semble bon, avant d'entrer dans le détail, de signaler les indices auxquels une jeune fille, une femme reconnaîtra en général qu'elle doit avoir une affection du côté de ses organes génitaux. Et nous renouvelons notre avis en disant qu'à l'un quelconque de ces signes, toute femme soucieuse de sa santé devrait se faire examiner pour n'avoir point à redouter de terribles complications.

Signes des maladies de matrice

Nous résumons donc ici les signes auxquels une femme reconnaîtra qu'elle doit recourir au traitement médical qu'offre l'Institut Sérothérapique de France :

1° Des douleurs sourdes, sans précision, dans le bassin et les régions voisines, dans le ventre ou les reins, la région fessière ou les aines ;

2° Des troubles de la menstruation, irrégularité des règles, retards ou suppressions, règles trop fréquentes, trop abondantes ou diminuées ; douleurs avant, pendant ou après les règles ;

3° Flueurs blanches (même chez les jeunes filles) signe de métrite. Ecoulements muqueux, purulents ou sanguinolents ;

4° Digestion lente ou difficile, ventre ballonné, gonflé, gaz abondants ;

5° Perte d'appétit ou appétit irrégulier poussant surtout aux mets épicés, vinaigre, crudités ;

6° Constipation opiniâtre ou interrompue par de la diarrhée

et des émissions de glaires qui font diagnostiquer souvent une entérite inexistante ;

7° Difficulté d'uriner ou bnsoins fréquents d'uriner, faux besoins ou douleurs en urinant, cuissons ;

8° Varices et hémorroïdes ;

9° Démangeaisons aux parties extérieures.

Consultations par correspondance

Pour les pésonnes de province qui ne peuvent se déplacer, nous leur recommandons de nous écrire et de nous signaler avec le plus de détails possibles ce qu'elles éprouvent.

Nous leur dirons si |elles peuvent suivre un traitement approprié chez elles ou si une visite ne s'impose pas à notre Institut ou à une de nos succursales plus rapprochée de la malade.

MÉTRITES

Symptômes

Une femme sent-elle de la pesanteur fatiguante et pénible dans le bas du ventre, des douleurs dans les reins, des tiraillements, des lancées le long des cuisses, ces sensations s'exagèrent-elles par la marche, les efforts, la station debout, a-t-elle des pertes blanches : il n'y a pas de doute, c'est une métrite.

Cette métrite dont nous venons d'indiquer les signes datait déjà de quelque temps, mais, faute d'un examen médical, rien ne la faisait prévoir. Et il est heureux encore que le médecin intervienne avant que l'écoulement, les pertes ne se chargent de filaments, de fausses membranes, de " peaux " pour employer l'expression vulgaire, car alors l'affection serait grave.

Causes

Les causes de la métrite peuvent être très diverses. C'est souvent la congestion de la matrice (métrite conjestive) occasionnée par une imprudence commise, un coup de froid, une forte émotion subie durant les règles. C'est dans ce cas une simple métrite qui débute ainsi, mais cette métrite initiale peut avoir des conséquences terribles pour l'avenir. Elle est la porte d'entrée d'affections qui peuvent aller jusqu'au cancer de la matrice.

Plus ordinairement la métrite trouve son origine dans une infection microbienne de la matrice. Deux facteurs sont presque toujours la cause de cette affection : ce sont l'infection puerpuérale et la blennorhagie.

Combien peu de femmes retrouvent après une fausse-couche la santé d'auparavant ! Une fausse couche laisse souvent derrière elle un commencement de métrite. Ce début passe inaperçu jusqu'à ce que la malade qui se croyait hors de danger éprouve enfin les symptômes indiqués plus haut. Des débris placentaires retenus dans la matrice servent de terrain éminemment propice au développement des microbes qui envahissent peu à peu tout l'organe.

Si c'est la blennorhagie qui cause une métrite, le microbe a été apporté par contact et le résultat est le même.

Complications — Faute de soins, la malade souffre, s'anémie, l'infection gagne la matrice tout entière puis la salpingite (inflammation des trompes) continue la série des accidents, l'ovarite (inflammation des ovaires) vient ensuite, la maladie est désormais une salpingo-ovarite (voir le chapitre spécial). A ce stade, on peut trouver une guérison relativement prompte, mais encore faut-il tomber entre les mains de spécialistes comme ceux de l'Institut Sérathérapique de France qui sont au courant des méthodes les plus énergiques. Sans cela l'opération devient inévitable.

Heureusement les symptômes du début de la métrite, et particulièrement les pertes blanches, jaunâtres, avec odeur très forte inquiètent assez tôt la malade pour qu'elle ait recours au spécialiste, et on peut rapidement conjurer le mal.

A l'Institut Sérothérapique de France, les spécialistes ont écarté sévèrement et systématiquement toutes les médications aventureuses qui sont toujours aussi dangereuses qu'inutiles.

Ils sont arrivés au traitement rationnel qui est celui de toutes plaies ou symptômes inflammatoires : pansements avec applications émollientes, topiques ou cicatrisantes suivant le cas. Certes, appliquer ces traitements à un organe aussi profond que la matrice n'est pas aussi simple que l'appliquer aux organes superficiels. Mais c'est justement dans l'art d'y parvenir qu'un doigté spécial est nécessaire et c'est là où on peut apprécier la différence entre le spécialiste et le médecin praticien. Dans l'intervalle des séances de pansements, les spécialistes de l'Institut Sérothérapique de France ordonnent des injections antiseptiques ou astringentes qui sont l'adjuvant nécessaire de la guérison. Ils savent aussi trouver dans les méthodes nouvelles qu'ils ont étudiées à l'étranger des ressources nombreuses permettant d'arriver au meilleur résultat en un temps très court.

La femme ne peut se guérir elle-même

Souvent une femme ayant des pertes blanches espère se guérir par de simples injections qu'elle se donnera elle-même. Erreur !

La plupart du temps, après une courte période de mieux, l'écoulement revient plus fort et c'est pourquoi le spécialiste doit lui-même appliquer les pansements. C'est qu'il ne suffit pas encore de soigner l'organe malade, l'état général a besoin aussi d'être soutenu et remonté. Des toniques sérieusement efficaces doivent vaincre l'anémie dès le début, de sains laxatifs (non pas des laxatifs quelconques) doivent vaincre l'inflammation qui a gagné l'intestin. Et puis, la vessie, l'urèthre doivent être surveillés, traités. Et l'on comprend à la suite de ces éclaircissements l'axiome que nous écrivions au début de ce chapitre : "Les maladies de la matrice ont une répercussion sur la santé générale de la femme".

Que les femmes ou jeunes filles qui souffrent sans bien définir leur mal s'adressent à nos spécialistes, les soins éclairés qu'elles rencontreront à notre Institut auront vite fait de leur rendre la santé et de leur éviter une intervention chirurgicale à laquelle elles seraient sans cela acculées fatalement.

Une opération dans les organes génitaux doit n'être tentée que lorsque les moyens médicaux sont impuissants. Mais il est du devoir du spécialiste de conseiller l'opération quand, en conscience, il sait que c'est le seul moyen de guérir. Combien de fois ce spécialiste aurait cependant pu éviter cette opération si la malade n'avait pas attendu si longtemps avant de recourir à ses soins.

Mais ne parlons pas d'opérations puisque, heureusement, nous pouvons l'éviter presque toujours, aussi bien pour les métrites que pour les affections décrites ci-après.

SALPINGITE ET SALPINGO-OVARITE

Causes

Nous avons, en parlant de la métrite, expliqué l'origine et la cause ordinaire des salpingites et salpingo-ovarites. Très rarement, en effet, ces affections résultent de certaines fièvres éruptives comme les oreillons, la scarlatine, la rougeole et la variole. Parfois on voit une salpingite coexister avec une appendicite par suite de l'inflammation qui gagne les ovaires. En général donc, la salpingite n'a que deux causes : la blennorhagie et l'infection puerpérale.

Effets

La salpingite peut se développer lentement, sans effets remarquables. Elle peut aussi évoluer par crises aigües. A la suite d'une fausse-couche, c'est la forme aigüe qu'on observe, et elle s'apaise ensuite pour évoluer sournoisement et lentement. La malade éprouve de la douleur qui cède au repos, qui augmente au moment des règles. Cette douleur s'étend du côté des reins, des flancs et du siège. Les troubles digestifs, maux d'estomac sont très fréquents, des nausées s'observent aussi. Les règles sont parfois plus abondantes et douloureuses, à moins qu'elles ne disparaissent complètement. La femme devient alors nerveuse, hypocondriaque et la neurasthénie est la conséquenee fatale des troubles intérieurs,

Complications

Ainsi que nous l'avons expliqué plus haut, la salpingite devient non soignée, une salpingo-ovarite, avec les mêmes effets. Après elle s'observent : la pelvi-péritonite avec fièvre, le phlegmon pelvien qui nécessite alors l'opération chirurgicale. Car à cette époque les microbes ont produit des désordres considérables et il faut agir au plus vite.

Traitement

Nous pouvons heureusement encore, éviter les interventions chirurgicales. Nos moyens médicaux ont fait leurs preuves et le traitement, quoique plus long que celui de la métrite, est encore relativement court. Mais il demande de la part de la malade une bonne volonté absolue et la régularité dans le traitement. Les spécialistes de l'Institut Sérothérapique de France sauront alors éviter une véritable catastrophe.

ULCÉRATIONS DU COL DE LA MATRICE

VÉGÉTATIONS

Le col de la matrice est souvent le siège d'ulcérations qui passent, elles aussi, inaperçues. Mais le mal continuant ses ravages, les troubles généraux s'annoncent par des phénomènes nerveux, troubles gastriques et menstruels, etc. Il suffit qu'une cicatrisation des ulcères soit rapidement obtenue pour que tout rentre dans l'ordre. Mais que de variétés d'ulcères ! C'est dans le traitement de ces affections que le spécialiste doit faire preuve de toute la sagacité que lui suggère l'expérience. De sa manière d'agir dépend la guérison d'autant plus précieuse que souvent il évite ainsi et les végétations et le cancer !

Car l'ulcère, la métrite fongueuse, c'est-à-dire avec production de végétations qui vont proliférant, augmentant de volume, eit la menace imminente de l'horrible cancer.

Il suffit parfois d'une métrite mal soignée, laissant se développer une cellule végétante dans ce milieu inflammatoire pour qu'on arrive au cancer. Et c'est là que nous voyons encore apparaître la nécessité d'un examen fréquent des organes génitaux de la femme. Que de fois une affection terrible eut été évitée par la découverte d'une simple érosion ou d'une très faible végétation.

Symptômes Les symptômes des végétations ou ulcérations du col de la matrice sont les mêmes que ceux de la métrite ou de la salpingite. Les douleurs sont aussi les mêmes et cela montre bien qu'il est impossible à une femme qui souffre du bas-ventre ou de douleurs généralisées, de discerner la cause de son mal.

Le traitement est la plupart du temps de courte durée, à moins qu'il n'y ait déjà la complication des autres affections de la matrice. Car l'une quelconque des affections des organes génitaux de la femme peut en déchaîner toute la série Des pansements, des cautérisations que seul le spécialiste exercé peut appliquer, ont raison rapidement des ulcères et des végétations à leur période de début.

CHUTE DE MATRICE ET DÉVIATIONS

Parlons maintenant des déviations utérines dont la plus importante et la plus rebelle est la chute de matrice (ou prolapsus utérin). Celle-ci se produit quand les ligaments qui retiennent solidement la matrice dans sa position normale arrivent à se rompre ou à se relâcher.

On comprend que des grossesses peuvent rompre ces ligaments, que l'anémie affaiblissant tout l'organisme peut occasionner ce relâchement.

Tous les engorgements qui font changer la matrice de poiqs, de volume, de position. peuvent amener sa chute. Il

en est de même des exercices violents, des travaux pénibles
et même de la constipation. Toutes ces causes peuvent, en
effet, concourir à des efforts, des tiraillements sur les ligaments
et provoquer leur affaiblissement.

C'est alors qu'aux symptômes que nous
avons signalés pour les maladies étudiées plus
haut viennent s'ajouter ceux qui sont caractéristiques.

Du côté de la vessie, on observe souvent une incontinence
d'urine par suite de la pression de l'utérus qui, en descen-
dant, vient appuyer sur la vessie. De fréquentes envies d'uriner, une sensation de brûlure accompagne alors l'émission
des dernières gouttes d'urine.

Du côté de la matrice, on ressent une sensation de vacuité
abdominale qui est souvent fort pénible. Il semble à la femme
qu'elle a un corps étranger qui ballotte dans le ventre, on
dirait que les entrailles vont tomber. Alors la femme éprouve
une gêne, une fatigue à se tenir debout, quelquefois elle
doit absolument rester couchée. Très fréquemment, la constipation existe opiniâtre, avec douleurs spéciales au moment
des selles. A chaque période mensuelle, il semble que les
symptômes soient encore aggravés. Dans les cas les plus
graves, la matrice apparaît aux parties externes, plus ou
moins. Elle y forme souvent comme une tumeur énorme qui
force les femmes à garder le lit.

Les autres déviations utérines sont l'*antéversion* et la
rétroversion.

Dans l'antéversion, la matrice a basculé en avant, ce qui
donne forcément des troubles du côté de la vessie.

Dans la rétroversion (beaucoup plus fréquente) la constipation est fatale. Mais dans l'une ou dans l'autre de ces affections, les troubles menstruels existent plus ou moins graves
ou douloureux.

Les traitements des déviations de matrice consistent dans
l'emploi d'appareils spéciaux, quelquefois une opération, et
dans les soins nécessaires pour éviter toute cause d'inflam

mation, d'engorgement, d'infection. Il est de toute nécessité
d'avoir recours au spécialiste. Et si, au début, la femme
était avertie et soignée, elle éviterait toujours des conséquences
graves, parmi celles-ci la stérilité.

Un précieux avis

Pour terminer disons donc avec un célèbre
spécialiste des maladies de femmes : " Il
n'existe point de maladie insignifiante des
organes génitaux de la femme ".

Toutes, depuis le plus simple désordre de la menstruation,
la plus légère douleur dans le bas-ventre ou les reins, durant
les règles ou durant leur intervalle, toutes sont (longtemps
d'avance peut-être) mais sûrement, le point de départ d'une
maladie grave de matrice. Rien ne dit que ce point de
départ ne soit pas le commencement d'une dégénérescence
cancéreuse !

TABLE DES MATIÈRES

CE QU'EST L'INSTITUT SEROTHÉRAPIQUE DE FRANCE

Comme toute science, la Médecine se transforme.
Il faut des Laboratoires.
Exemples frappants.
Pasteur l'avait prévu.
Les Laboratoires de l'Institut Sérothérapique de France.
Il faut des Spécialistes.
La science n'a pas de Patrie.
Examen minutieux de tous les organes.
Le diagnostic sera certain.
Une innovation.
Consultations par correspondance.
Discrétion absolue.

LA CHIRURGIE

Ce qui se passe à l'Étranger.
En Province il existe d'éminents chirurgiens.

GUÉRISON DE LA HERNIE.

Le bandage est impuissant.
L'ancienne cure radicale.
La nouvelle méthode.
Avantages de la méthode nouvelle.
Guérison absolue de la hernie.
Notions d'anatomie.
Formation de la Hernie.
Anciennes opérations.
La Hernie est une tare.
Origine de la nouvelle méthode.
Résultats.
La guérison est certaine.
Petite opération sans danger.
Pas de nécessité de garder le lit.

LA SÉROTHÉRAPIE

Guérison par les sérums.
Poisons foudroyants.
Au public de juger.
Une Médecine de rafistolage.
L'échec de l'antiseptie interne.
La Médication idéale.
Les Sérums.
Poison pour les Microbes. Guérison pour l'homme.
L'instrument est parfait : l'opérateur doit l'être.

LA TUBERCULOSE

Tuberculose et Phtisie Pulmonaire.
La Tuberculose attaque les affaiblis.
Périodes dans la maladie.
Première période.
Troubles digestifs.
Deuxième période.
Gargouillement.
Modifications du thorax.
Une erreur.
Moral des malades.
Un avertissement.
La découverte de Jenner.
Essais thérapeutiques.
La découverte de Koch.
Une méthode nouvelle.
La greffe.
Effets de la greffe.
A qui appliquer la greffe.
On guérit la tuberculose.
Il faut aider l'organisme.

LA SYPHILIS

Il n'y a pas de maladies honteuses.
Personne n'est à l'abri de la Syphilis.
Le devoir du médecin.
Le microbe.
Divisions de la syphilis.
On croit que ce n'est rien.
Un début plus terrible serait préférable pour le malade.
Accidents secondaires.

Roséole.

Plaques muqueuses.

Autres accidents.

Malgré tout on ne croit pas à sa maladie.

Accidents les plus terribles. Orchite-Iritis.

Tous les accidents secondaires peuvent exister en même temps.

Accidents tertiaires toujours graves.

Les Gommes.

Notre civilisation est souvent coupable.

Douleurs ostéocopes.

Gommes du cerveau et de la moelle.

Tabès, paralysie.

Paralysie générale.

On peut être sauvé, car on guérit la syphilis.

TRAITEMENT ET GUÉRISON DE LA SYPHILIS

Le 606 est le meilleur remède.

Ceux qui faisaient du mercure adoptent le 606.

LE 606 (SALVARSAN)

Une Annonce émotionnante.

Tout le monde d'accord.

Découverte du 606.

Une remarque d'Ehrlich.

Formule du 606.

Pourquoi le 606 ne peut être employé qu'en injections et non par la voie digestive.

Injection en solutions acides.

Injections avec suspension neutre.

Injections alcalines.

Injections intra-veineuses avec solution alcaline.

Action rapide, plus de douleurs.

Premières expériences sur les animaux et sur l'homme.

Rapidité d'action sur tous les accidents.

Le 606 guérit ce que le mercure ne guérit pas.

Action dans la syphilis.

Action sur le chancre.

Action sur les accidents de la peau.

Action sur les plaques muqueuses.

Le 606 arrêtera la propagation de l'avarie.

Traitement du nourrisson.

Du lait au Salvarsan.

Tout le monde d'accord sur l'action du 606

Un témoignage éloquent.
Il faut éviter la Mithridatisation.
Un avis d'Ehrlich.
Un dilemne.
Un moyen de contrôle.
Le 606 guérit radicalement.
Des preuves.
Le 606 est-il dangereux ?
Peut-il rendre aveugle ?
Mercure et 606 au point de vue rechutes.

LA RÉACTION DE WASSERMANN

Une analyse délicate.
Quelques notions indispensables.
Antigène.
Anticorps.
Un exemple à retenir.
Lapin anti-mouton.
L'anticorps est spécifique de l'antigène.
Autre exemple.
Antigène syphilitique.
Ambocepteur.
Sérum inactivé.
Complément.
Technique.
Réaction négative.
Réaction positive.
Première remarque.
Deuxième remarque capitale.
Réaction d'épreuve.
Preuve indéniable de guèrison.

DIFFÉRENTS TRAITEMENTS DE LA SYPHILIS

Traitement mercuriel.
Métaux lourds.
Sels arsenicaux.
Cacodylate de soude.
Arrhénal.
Atoxyl.
Arsacétine.
Hectine.

IV

MALADIES DES ORGANES GÉNITO-URINAIRES

Quelques notions d'Anatomie.
Uréthrite.
Le pus est contagieux.
Complications.
Traitement abortif.
Goutte Militaire.
Rétrécissements.
Uréthrotomie.
Pas d'effusion de sang.
Orchite.
Il ne faut pas attendre.
Prostatite.
Complications.
Traitement.
L'analyse est nécessaire.
Cystites.
Causes.
Symptômes.
Traitement.
L'Impuissance.
Causes.
Traitement
Le chancre.
Le microbe.
Complications.
Chancre de Rollet.
Balanite et Balano-posthite.
Balano-posthite érosive-circinée.
Balano posthite pustulo-ulcéreuse.
Autres variétés.
Phimosis et paraphimosis.

MALADIES DES FEMMES

La femme est plus exposée que l'homme.
Une erreur.
Signes des maladies de matrice.
Consultations par correspondance.
Métrites.
Symptômes.
Causes.
Complications.

La femme ne peut se guérir elle-même.
Salpingite et salpingo-ovarite.
Causes.
Effets.
Complications.
Traitement.
Ulcérations du col de la Matrice. Végétations.
Symptômes.
Chute de Matrice et déviations.
Symptômes.
Un précieux avis.

NOS GRAVURES:

LABORATOIRE 1.

LABORATOIRE 2.

UN DES SALONS D'ATTENTE.

UNE INJECTION INTRAVÉNEUSE DE SÉRUM.

PORTRAIT DU Dr DIRCKSEN.

APPAREILS POUR LA RECHERCHE DES TRÉPONÈMES (Ultra-Microscope).

PORTRAIT D'EHRLICH.

UNE INJECTION DE 606.

APPAREIL GÉNITO-URINAIRE DE L'HOMME.

APPAREIL GÉNITO-URINAIRE DE LA FEMME.

Imp. Lafayette, S. KAHANE, 66, rue Lafayette. Téléph. 218-48

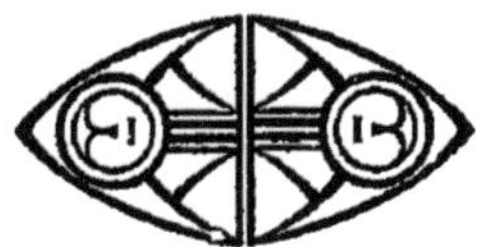

IMPRIMERIE LAFAYETTE

S. KAHANE

66, Rue Lafayette, Paris

Téléphone 218-48